M. Kaufmann H. Maass D. Alt C.-R. Schmidt (Hrsg.)
Ein Jahrhundert endokrine Therapie des Mammakarzinoms

W0264304

Springer

Berlin
Heidelberg
New York
Barcelona
Budapest
Hongkong
London
Mailand
Paris
Santa Clara
Singapur
Tokio

M. Kaufmann H. Maass D. Alt
C.-R. Schmidt (Hrsg.)

Ein Jahrhundert endokrine Therapie des Mammakarzinoms

Von Beatson bis heute

Mit 31 Abbildungen und 4 Tabellen

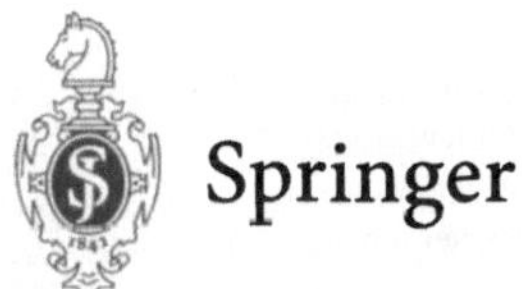

Springer

Professor Dr. med. MANFRED KAUFMANN
Klinikum der Johann Wolfgang Goethe-Universität
Zentrum der Frauenheilkunde und Geburtshilfe
Theodor-Stern-Kai 7, D-60596 Frankfurt

Professor em. Dr. med. HEINRICH MAASS
Universität Hamburg
Universitäts-Frauenklinik
Martinistraße 52, D-20246 Hamburg

Dr. rer. nat. DIETER ALT
Zeneca GmbH
Geschäftseinheit Onkologie/Endokrinologie
Otto-Hahn-Straße, D-68723 Plankstadt

Dr. rer. nat. CARL-RUDOLF SCHMIDT
Zeneca GmbH
Medizinisches Referat Onkologie/Endokrinologie
Otto-Hahn-Straße, D-68723 Plankstadt

ISBN-13: 978-3-540-61166-0 e-ISBN-13: 978-3-642-80235-5
DOI: 10.1007/978-3-642-80235-5

Die Deutsche Bibliothek - CIP-Einheitsaufnahme
Ein **Jahrhundert endokrine Therapie des Mammakarzinoms** : von Beatson bis heute / M. Kaufmann ... (Hrsg.) - Berlin ; Heidelberg ; New York ; Barcelona ; Budapest ; Hongkong ; London ; Mailand ; Paris ; Santa Clara ; Singapur ; Tokio : Springer, 1996

NE: Kaufmann, Manfred [Hrsg.]

Dieses Werk ist urheberrechtlich geschützt. Die dadurch begründeten Rechte, insbesondere die der Übersetzung, des Nachdrucks, des Vortrags, der Entnahme von Abbildungen und Tabellen, der Funksendung, der Mikroverfilmung oder der Vervielfältigung auf anderen Wegen und der Speicherung in Datenverarbeitungsanlagen, bleiben, auch bei nur auszugsweiser Verwertung, vorbehalten. Eine Vervielfältigung dieses Werkes oder von Teilen dieses Werkes ist auch im Einzelfall nur in den Grenzen der gesetzlichen Bestimmungen des Urheberrechtsgesetzes der Bundesrepublik Deutschland vom 9. September 1965 in der jeweils geltenden Fassung zulässig. Sie ist grundsätzlich vergütungspflichtig. Zuwiderhandlungen unterliegen den Strafbestimmungen des Urheberrechtsgesetzes.

© Springer-Verlag Berlin Heidelberg 1996

Die Wiedergabe von Gebrauchsnamen, Warenbezeichnungen usw. in diesem Werk berechtigt auch ohne besondere Kennzeichnung nicht zu der Annahme, daß solche Namen im Sinne der Warenzeichen- und Markenschutzgesetzgebung als frei zu betrachten wären und daher von jedermann benutzt werden dürfen.

Produkthaftung: Für Angaben über Dosierungsanweisungen und Applikationsformen kann vom Verlag keine Gewähr übernommen werden. Derartige Angaben müssen vom jeweiligen Anwender im Einzelfall anhand anderer Literaturstellen auf ihre Richtigkeit überprüft werden.

SPIN: 10537651 19/3133 - 5 4 3 2 1 0 - Gedruckt auf säurefreiem Papier

Springer

Berlin
Heidelberg
New York
Barcelona
Budapest
Hongkong
London
Mailand
Paris
Santa Clara
Singapur
Tokio

Vorwort

Die hormonelle Therapie hat seit langer Zeit einen festen Stellenwert in der Behandlung des Mammakarzinoms. Im Juni 1895 führte der schottische Chirurg Beatson die erste Ovarektomie als therapeutische Maßnahme bei einer Patientin mit lokal fortgeschrittenem Mammakarzinom durch, welche durch eine Operation an der Brust allein nicht mehr sinnvoll zu behandeln war.

Aus Anlaß dieser historischen Pioniertat initiierte ZENECA, als weltweit forschendes Unternehmen auf dem Gebiet der hormonellen Krebstherapie, genau 100 Jahre später ein wissenschaftliches Symposium zum Thema „100 Jahre Endokrine Therapie des Mammakarzinoms" in Heidelberg.

Die dort eingeladenen Autoren zeigen im folgenden die historische Entwicklung von Diagnostik und Therapie des Mammakarzinoms unter besonderer Berücksichtigung endokriner Maßnahmen auf. Ein weiterer Schwerpunkt sind die aktuellen Aspekte auf dem Gebiet der Grundlagenforschung der adjuvanten und palliativen Hormontherapie.

Heute gelten endokrine Regulationsmechanismen und darauf basierende Therapieschritte als die wesentlichen Fortschritte der Brustkrebsbehandlung. Die Entwicklung der letzten 100 Jahre hat gezeigt, daß heute alle ursprünglich durchgeführten chirurgischen Manipulationen durch Hormongaben ersetzt werden können.

Die Herausgeber hoffen, daß in Zukunft vermehrt Aspekte der Prävention und Früherkennung in die klinische Entwicklung miteinbezogen werden.

Heidelberg, im Juni 1996 Die Herausgeber

Inhaltsverzeichnis

Autorenverzeichnis

ALT, DIETER, Dr. rer. nat.
Zeneca GmbH, Geschäftseinheit Onkologie/Endokrinologie
Otto-Hahn-Straße, D-68723 Plankstadt

BAUM, MICHAEL, ChM, FRCS
Institute of Cancer Research, The Royal Marsden Hospital
Fulham Road, London SW3 6JJ, UK

BRÖER, RALF, Dr. med.
Institut für Geschichte der Medizin, Universität Heidelberg
Im Neuenheimer Feld 368, D-69120 Heidelberg

COSTA, SERBAN, Dr. med.
Zentrum der Frauenheilkunde und Geburtshilfe
Klinikum der Johann Wolfgang Goethe-Universität Frankfurt
Theodor-Stern-Kai 7, D-60596 Frankfurt

ECKART, WOLFGANG, U., Professor Dr. med.
Institut für Geschichte der Medizin, Universität Heidelberg
Im Neuenheimer Feld 368, D-69120 Heidelberg

GAUWERKY, JOHANNES, Privatdozent Dr. med.
Zentrum der Frauenheilkunde und Geburtshilfe
Klinikum der Johann Wolfgang Goethe-Universität Frankfurt
Theodor-Stern-Kai 7, D-60596 Frankfurt

JORDAN, V. CRAIG, Ph. D., D. Sc.
Robert H. Lurie Cancer Center
Northwestern University Medical School
303 East Chicago Avenue, Chicago ILL 60611, USA

KAUFMANN, MANFRED, Professor Dr. med.
Zentrum der Frauenheilkunde und Geburtshilfe
Klinikum der Johann Wolfgang Goethe-Universität Frankfurt
Theodor-Stern-Kai 7, D-60596 Frankfurt

MAASS, HEINRICH, Professor em. Dr. med.
Universitäts-Frauenklinik
Martinistraße 52, D-20246 Hamburg

MINCKWITZ VON, GUNTHER, Dr. med.
Zentrum der Frauenheilkunde und Geburtshilfe
Klinikum der Johann Wolfgang Goethe-Universität Frankfurt
Theodor-Stern-Kai 7, D-60596 Frankfurt

SCHMIDT, CARL-RUDOLF, Dr. rer. nat.
Zeneca GmbH, Medizinisches Referat
Onkologie/Endokrinologie
Otto-Hahn-Straße, D-68723 Plankstadt

STEWART, HELEN, J., FRCS-Ed., FRCR
Scottish Cancer Trials Office
The Medical School, University of Edinburgh
Teviot Place, Edinburgh EH8 9AG, UK

Entwicklung der endokrinen Therapie des Mammakarzinoms in den vergangenen 100 Jahren

H. Maass

Am 11. Mai 1895 konsultiert eine 33jährige Patientin Dr. Beatson am Glasgow Cancer Hospital. Sie überbrachte einen Brief von ihrem Hausarzt mit u. a. folgenden Inhalt:

„My own opinions is that nothing can be done for her, but as she is a woman of great courage, you might have a look at her for my sake, and perhaps you can order her something in the way of dressing."

George Thomas Beatson beschreibt dann diesen Fall in der berühmt gewordenen Publikation im *Lancet* vom 11.7.1896. Die Anamnese ist insofern interessant, als die Patientin einen Knoten in ihrer linken Brust bemerkte, während sie ihr 1. Kind stillte. Da dieser Knoten nicht größer wurde und schmerzlos war, hat sie ihn weiter nicht beachtet. Erst als ihr 2. Kind 20 Monaten später geboren wurde, bemerkte sie, daß dieser Knoten größer geworden war. Sie stillte auch dieses Kind und stellte sich 10 Monate später in der Glasgow-Royal Infirmary vor, weil sie wegen der Größenzunahme des Knotens jetzt beunruhigt war. Im Januar 1895 wurde sie dort aufgenommen, und die Krankengeschichte zeigt, daß die linke Brust etwas geschwollen war und zentral einen großen Tumor von 5·3,5 inches aufwies mit offenbar mehreren Knoten in der Umgebung. Sie wurde dann radikal operiert mit Axilladissektion. Die Hautränder wurden als tumorfrei beschrieben, das große Wundgebiet mußte plastisch gedeckt werden. Es kam aber sehr rasch zu einer Wunddehiszenz und zu Narbenrezidiven, so daß eine weitere Operation als sinnlos angesehen wurde. Bei der Entlassung am 28. 4. 1895 fand sich ein massiver lokaler Progreß an der Thoraxwand und der Axilla mit Ulzerationen. Wie damals üblich, beschreibt Beatson den Lokalbefund eingehend.

Darüber hinaus nimmt er zu den damaligen Vorstellungen hinsichtlich der Entstehung des Mammakarzinoms und der einzuschlagenden Therapie Stellung (Abb. 1).

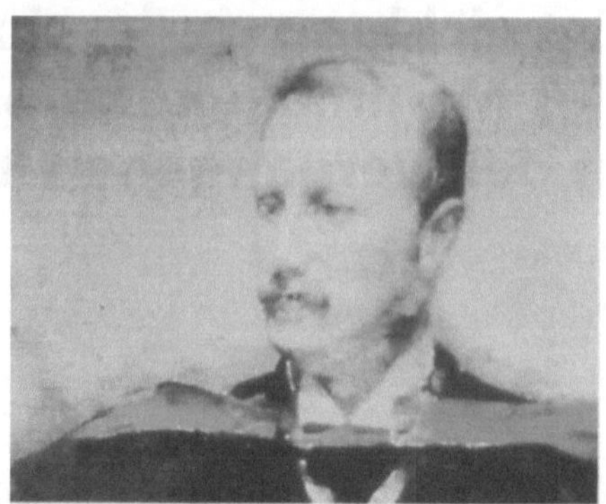

Abb. 1. George Thompson Beatson
1848 – born Trincomalee
1874 – MB University of Edinburgh
– Licenciate, Royal College of Surgeons
1876 – observations on a sheep farm
1878 – experiments on rabbits
1878 – MD Edinburgh
15.06.1995 – first oophorectomy – Glasgow
11.07.1996 – The Lancet – report of 2 responses

Die Ergebnisse der operativen Behandlung vor Einführung der Halsted-Operation waren außerordentlich schlecht mit einer Dreijahresüberlebensrate zwischen 5 und 20%. Halsted hatte bei Volkmann in Halle die Bedeutung der Lymphabflußgebiete studiert und in seinem operativen Ansatz das Konzept der kompletten lokalen Sanierung angestrebt. Die erste Patientin, die er operierte, war im übrigen auch eine junge Frau, bei der das Mammakarzinom in der Stillzeit entdeckt und operiert wurde. Sie soll noch 30 Jahre gelebt haben.

Die anatomisch exakte operative Entfernung der Brustdrüse bei weiter Umschneidung mit Entfernung beider Pektoralismuskeln und der kompletten Axilladissektion war besonders zeitaufwendig, insbesondere unter der Berücksichtigung der damals sehr komplizierten Blutstillung. Ich selbst kenne noch die Zeit, wo jedes Gefäß durch eine Umstechung versorgt werden mußte.

Dieses sehr minutiöse, geduldige Vorgehen lag keineswegs in Halsteds Natur. Besondere Umstände brachten ihn dazu. Dies hängt nicht zuletzt mit Sigmund Freud zusammen. Nach Einführen des Morphiums gab es gerade unter den Ärzten viele Morphinisten. In den 70er Jahren kam das Kokain hinzu und es stellte sich heraus, daß man damit die Morphiumsucht behandeln kann. Sigmund Freud war einer der ersten, der dies besonders propagierte, im übrigen auch mit dem Ziel, damit bekannt zu werden. Natürlich stellte sich bald heraus, daß man den Teufel mit dem Beelzebub ausgetrieben hatte und die Kokainsucht wesentlich gravierender war. Eines dieser Opfer war William Halsted. Er war in seiner Zeit in Halle als junger außerordentlich dynamischer und besonders schneller Operateur bekannt. Zurückgekehrt nach New York wurde er mehr und mehr abhängig und mußte sich Entziehungskuren unterziehen, wurde aber immer wieder rückfällig. Schließlich erhielt er von Welch am John Hopkins Hospital in Baltimore eine erneute Chance. Er war in seiner Persönlichkeit völlig verändert, lebte zurückgezogen und wurde ein minutiös arbeitender geduldiger Operateur. Er war dort lange erfolgreich tätig, hat aber seine Kokainsucht nie ganz verloren.

Wie gesagt, vor der Halsted-Ära waren die Ergebnisse der Chirurgie sehr schlecht, überwiegend auch, weil es im heutigen Sinne palliative Eingriffe waren. Die über Jahrhunderte geltende Meinung, im übrigen schon von Hippokrates vertreten, man sollte den Brusttumor nicht operativ angehen, u.a. mit dem Argument, es käme dann zu einer Streuung und damit schlechteren Prognose, beherrschte damit vor 100 Jahren noch weitgehend die Ärzteschaft. Die Zellularpathologie von Virchow von 1858 hatte sich zwar weitgehend durchgesetzt und war mit ein Grund für die Entwicklung in der Chirurgie, aber inzwischen hatte sich die Bakteriologie zu einem sehr modernen Wissenschaftszweig - wie wir alle wissen, von Virchow massiv angegriffen - durchgesetzt. Insofern glaubte man auch, in den Tumorzellen sog. „cancer bodies“ festgestellt zu haben, die sowohl bei der Entstehung als auch bei der Verbreitung des Tumors, quasi als Parasiten, eine wesentliche Rolle spielen sollten. Insofern glaubten viele, daß ein chirurgischer Eingriff zu einem Freisetzen dieser „cancer bodies“ führte, eine Idee, die bis in unsere Zeit weiterwirkte. Beatson lehnte dieses Konzept scharf ab und bekannte sich dazu, daß „the best treatment we can offer our patients is a complete removal of the disease by the surgeons knife.“

Trotzdem ist er der erste, der eine effektive systemische Therapie, nämlich die Ovarektomie, inauguriert hatte. Bei Inaugurieren denken wir sofort an Schinzinger, Chirurg am Freiburger St.-Josef-Krankenhaus, der 1889 im *Zentralblatt für Chirurgie* die beidseitige Ovarektomie empfahl. Die Empfehlung beruhte auf seiner Überlegung, daß der Krankheitsverlauf bei älteren Frauen günstiger ist, so daß sich ihm die Frage gestellt hat, ob wir nicht die etwas unangenehme Aufgabe übernehmen könnten, die Damen rascher alt zu machen, und zwar dadurch, daß wir durch die Kastration die Brustdrüsen rascher atrophisch machen und den Krebsknoten die Möglichkeit geben, sich in dem schrumpfenden Gewebe abzukapseln. Er hat sich aber nie getraut, diesen Eingriff selbst durchzuführen.

Beatson hatte aber auch eine rationale Basis. Für seine MD Thesis 1876 wählte er das Thema „Laktation". Aufgrund histologischer Studien kam er zu der Überzeugung, daß die Vorgänge in der Brustdrüse bei der Laktation denen bei der krebsigen Entartung ähneln. Bei beiden käme es zu einer Epithelproliferation, bei der Laktation aber zu einer fettigen Vakuolisierung und schließlich zu einem Ausstoßen durch die Milch nach außen, während beim Karzinom dieser Vorgang ins Stocken geriete und die Zellen über die Milchgänge hinaus in die Brustdrüse infiltrierten. Man müßte also eine Möglichkeit finden, die Milchsekretion fortzuführen. Er erfuhr dann von australischen Farmern, daß diese zur Erhaltung der Milchsekretion bei ihren Kühen die Ovarien entfernten.

Beatson zog daraus den entscheidenden Schluß, der ihn dadurch auch mit zu den Pionieren der Endokrinologie machte. Entgegen der gängigen Meinung, daß die Organe grundsätzlich von ihrer nervösen Versorgung abhängen – bei histologischen Untersuchungen fand er in der Brustdrüse aber keine Nerven – zog er den Schluß, daß die Brustdrüse von anderen Organen abhängig sein müßte, in diesem Fall von den Ovarien. Wie auch Schinzinger, hatten zwar schon viele einen Zusammenhang mit der Menstruation vermutet und beschrieben, u.a. bereits Hippokrates, aber die zumindest im Ansatz richtigen Zusammenhänge hat erst Beatson erkannt und auch konsequent umgesetzt. Natürlich war seine Annahme falsch, daß die gestoppte Laktation die Ursache des Karzinoms ist, was dann auch der Grund war, weshalb seine Methode für viele Jahrzehnte wieder in Vergessenheit geriet.

Er beschreibt weiter, daß die aufkommende Bakteriologie ihn in seiner ovariellen Theorie der Krebsentstehung sehr verunsichert hätte.

Am 15.6.1895 führte er die doppelseitige Adnexektomie bei der eingangs erwähnten 33jährigen Patientin durch. Dies war auch in der damaligen Zeit kein kleiner Eingriff. Die Patientin erholte sich, wie er schreibt, gut und konnte sich bereits 13 Tage später, am 28.6., aufsetzen. Sie bekam zusätzlich Schilddrüsenextrakte, weil er glaubte, noch ein lymphatisches Stimulans geben zu müssen, vor allen Dingen, um die fettig degenerierten Tumorzellen abzutransportieren.

Immerhin bereits 5 Wochen nach der Operation, also Mitte Juli 1895, war ein Effekt deutlich zu erkennen. Die Tumoren waren kleiner geworden und die Ulzera, wie er beschreibt, weniger vaskularisiert. Im Oktober beschrieb er dann, daß sich die Tumoren in gelbliches Fett umgewandelt hätten, entsprechend seiner Hypothese. Ein Jahr später beschrieb er dann im *Lancet*, daß keinerlei Knoten mehr nachweisbar seien.

Etwa 10 Jahre später, im Januar 1905, fand eine Sitzung der Royal Medical and Chirurgical Society statt. Hugh Lett berichtete hier über 99 Fälle von inoperablen Mammakarzinomen, die mit einer Ovarektomie behandelt worden waren. Bereits zu dieser Zeit wurde die Ovarektomie nur noch selten durchgeführt. Die Erwartung, hiermit eine Heilung zu erzielen, hatte sich nicht erfüllt. Ziel der Analyse war aber zu demonstrieren, daß es sich um eine effektive Methode zur Behandlung des inoperablen Brustkrebses handelte, bei Frauen unter 50 Jahren mit einem deutlichen Ansprechen von annähernd 30 % bei einer Gesamtansprechrate von 41,6 %. Am günstigsten waren die Aussichten für Patienten mit einem langen freien Intervall. Als Gegenindikation wurde eine viszerale Metastasierung angegeben. Immerhin betrug die primäre Mortalität 6 %.

Trotzdem wurde die therapeutische Ovarektomie nur noch selten durchgeführt. Sie wurde ersetzt durch die Röntgenkastration, die dann häufig auch als prophylaktische Maßnahme durchgeführt wurde, offenbar besonders in Deutschland. Eine exakte Prüfung ihres Wertes erfolgte erst 1935 durch Taylor, der die Mastektomie mit und ohne Röntgenkastration verglich und keinen Einfluß auf die Prognose feststellte. Erst in den 60er Jahren erlebte das Verfahren wieder einen Auftrieb durch Nissen-Meyer, wobei auffallend war, daß ein signifikanter Unterschied nur bei Frauen in der Postmenopause beobachtet wurde. Durch die ebenfalls negativen Ergebnisse der NSABP 1970 wurde die prophylaktische Ovarektomie wieder verlassen.

Die Enttäuschung über die Ergebnisse der von ihm erstmalig durchgeführten und propagierten Behandlungsmethode für das inoperable metastasierte Karzinom führte Beatson 1911 dazu, diese Methode nicht mehr zu empfehlen. Vielleicht war das ein Grund mit, weshalb die Ovarektomie in Vergessenheit geriet, obwohl sie die einzige Behandlungsmöglichkeit eines Karzinoms im metastasierten Stadium war. Erst in den 40er Jahren wurde sie wieder aufgenommen und als Standardverfahren der hormonablativen Therapie des metastasierten Mammakarzinoms eingesetzt.

Eingeleitet wurde diese Entwicklung durch Charles Huggins. Huggins wurde 1936 Chef der urologischen Abteilung im Dept. of Surgery der University of Chicago, nachdem er übrigens vorher einige Zeit bei Otto Warburg hospitiert hatte. In den *Archives of Surgery* berichtet er 1941 über seine Ergebnisse der Kastrationsbehandlung des fortgeschrittenen Prostatakarzinoms. Für seine Arbeiten zur Behandlung hormonabhängiger Tumoren wurde er 1961 mit dem Nobelpreis ausgezeichnet.

Konsequenterweise folgten dann die weiteren hormonablativen Verfahren. Von Huggins stammt der Satz: „The adrenals are the gonades of the aged." Beim Mammakarzinom wurde die Adrenalektomie erstmals 1948 von Atkins durchgeführt, wobei die Patientinnen alle an einer Addison-Krise verstarben, da es zu der Zeit noch kein Kortison gab. Insbesondere in den Vereinigten Staaten hat sich dann aber die Methode der Adrenalektomie als 2. ablativer Schritt und primär bei Frauen in der Postmenopause durchgesetzt. Taylor berichtet 1962 über eine Sammelstatistik von 801 Fällen. Die Remissionsrate betrug 30 %, die postoperative Mortalität immerhin 13,9 %.

Konsequenterweise wurde dann als 3. Schritt einer ablativen Methode die Hypophysektomie eingesetzt, zeitlich parallel mit der Adrenalektomie und durch Luft u. Olivecrona in Schweden und Perrault in Frankreich 1952 erstmalig durchgeführt. Auch hier betrugen die Remissionsraten 30 %, entsprechend höher bei denjenigen, die vorher auf die anderen ablativen Verfahren angesprochen hatten. Die Hypophysektomie wurde auch in Deutschland häufiger als die Adrenalektomie durchgeführt.

Parallel zu den ablativen Verfahren hatten sich die additiven Behandlungsmaßnahmen für das metastasierte Mammakarzinom entwickelt. Eine gewisse, insbesondere aus damaliger Sicht logische Behandlungsmethode erschien die Applikation von Androgenen, auch hier aufgrund der von Huggins gemachten Erfahrungen bei der Behandlung des Prostatakarzinoms mit Östrogenen. Unter dem Konzept der gegengeschlechtlichen Behandlung wandten Ulrich u. Löser 1939 erstmalig Testosteronpropionat an und stellten eine deutliche Zustandsverbesserung fest. Dieses Konzept beruhte auf der Vorstellung, hiermit eine Hemmung der Hypophysenfunktion zu erreichen. Ulrich sprach demnach schon von einer „temporären Hypophysektomie".

Nach dem gleichen Konzept wurden dann hochdosiert Östrogene eingesetzt, was zunächst unlogisch erschien. Immerhin hatte man bei DMBA-Tumoren eine Wachstumshemmung durch Stilböstrol festgestellt. Die Behandlung mit 3 mg Äthinylöstradiol war Standard für Patientinnen in der Postmenopause.

Die endokrine Therapie des metastasierten Mammakarzinoms war dann über viele Jahre die Standardtherapie mit relativ festliegenden Therapierichtlinien, die grundsätzlich immer noch gelten. Genannt werden müssen die Namen Martz, Nowakowski, Tagnon, Kennedy, Pearson, Segaloff und Brunner. Schon bald hatte man durch konsequente Studien auf der Basis objektiver Beurteilungskriterien evaluiert, daß die sequentielle Behandlung bessere Ergebnisse brachte als die Kombination verschiedener Verfahren, ein Konzept, das bis heute Gültigkeit hat. In der Zeit der aufkommenden Polychemotherapie wurde dann die endokrine Therapie zumindest in der praktischen Anwendung in den Hintergrund gedrängt, auch wenn sie in den Therapierichtlinien nach wie vor die Rolle einer Sekundärtherapie spielte. Diese Entwicklung war verständlich, weil mit Einführung der Polychemotherapie die Remissionsraten doppelt so hoch waren wie diejenigen der endokrinen Behandlung, bis man feststellte, daß die Dauer der Remission deutlich kürzer war. Die anfängliche Hoffnung, mit aggressiven Chemotherapieprotokollen einen kurativen Ansatz zu haben, wie bei einigen anderen Tumorformen, erfüllte sich nicht, so daß die endokrinen Behandlungsansätze wieder mehr in den Vordergrund traten.

Entscheidend stimuliert wurde aber die endokrine Therapie durch die Entwicklung des Rezeptorkonzeptes durch Elwood Jensen. Durch die Möglichkeit, tritiiertes 17β-Östradiol mit hoher spezifischer Aktivität herzustellen, gelang es, eine Anreicherung des Hormons in östrogenabhängigen Geweben, und nur in diesen, nachzuweisen. Er beschreibt, wie er mit Jacobson auf einem internationalen Biochemikerkongreß in Wien 1958 über die ersten Resultate berichtete und im Auditorium ganze 5 Hörer anwesend waren. Da Jensen im Ben May Laboratory bei Charles Huggins in Chicago arbeitete, war es naheliegend, dieses Konzept zur Charakterisierung hormonabhängiger Tumoren einzusetzen. Hierüber hat er in den 60er Jahren mit Jungblut publiziert, von dem wir dann in Hamburg Ende der 60er Jahre die damals noch sehr simple Methode erlernten.

Ende der 60er/Anfang der 70er Jahre wurde dann über die ersten klinischen Korrelationen bei metastasierten Mammakarzinomen berichtet. Mir ging es bei meinen ersten Vorträgen ähnlich wie Elwood in Wien. Als ich auf dem Internationalen Krebskongreß in Houston erstmalig über unsere klinischen Ergebnisse berichtete, erschien im Auditorium Al Segaloff. Als ich über die Korrelation der Remissionsrate zum Östrogenrezeptorgehalt unter der Androgentherapie berichtete, schüttelte er nur heftig den Kopf und verließ das Auditorium. Androgenresponse und Östrogenrezeptorgehalt konnten nicht stimmen. Ein entsprechendes Resultat erwarteten viele von dem Consensus Meeting, das Bill McGuire 1974 organisierte. Vorausgegangen war ein „extramurial review" von 531 Fällen. Besonders die europäischen Vertreter, so auch der unvergessene Jean Claude Heuson und Hannelore Braunsberg, waren skeptisch.

Ich habe dann mehrfach, oft gemeinsam mit Elwood Jensen, das Rezeptorkonzept vertreten. Die größte Herausforderung war eine Sitzung der Royal Society of Medicine 1977 in London. Im Auditorium saß u.a. Michael Baum.

Der wesentliche Stimulus, die endokrine Therapie des metastasierten Karzinoms wieder mehr in das Bewußtsein zu rücken, war die Tatsache, daß die Remissionsrate bei östrogenrezeptorpositiven Tumoren in gleicher Größenordnung lag wie diejenige unter einer Polychemotherapie. Wichtig erschien uns, daß wir bei rezeptornegativen Patientinnen endokrine Behandlungsverfahren vermeiden konnten, die einen erheblichen Eingriff bedeuteten und, soweit es die additiven betraf, belastende Nebenwirkungen aufwiesen. Wir hatten damit erstmalig eine Selektionsmöglichkeit, Patientinnen eine eingreifende Therapie zu ersparen. Von den Patientinnen mit rezeptornegativen Tumoren hatten immerhin nur 2 von 74 auf eine Ovarektomie angesprochen.

Die Zeit der aggressiven endokrinen Therapie dauerte aber nicht lange, weil sich etwa parallel ein neues Konzept entwickelte, nämlich das der Antihormone. Die erste Substanz, die in klinischen Studien eingesetzt wurde, war Nafoxidin. Wir überprüften in der Breast Cancer Study Group der EORTC unter Leitung von Tagnon und später Heuson die Substanz im Vergleich zur klassischen Therapie mit 3 mg Äthinylöstradiol pro Tag und fanden die gleiche Wirksamkeit. Nafoxidin hatte den großen Nachteil der Photosensibilisierung, so daß die Patientinnen dadurch erheblich belastet wurden.

Etwa zur gleichen Zeit wurde Tamoxifen entwickelt. Die Firma ICI (heute ZENECA) war interessiert an einem postkoitalen Antikonzeptivum, als das sich Tamoxifen im Tierversuch erwiesen hatte. Die Entwicklung entsprechend den nichtsteroidalen Substanzen war Arthur Walpole gelungen. Das anfangs gesetzte Ziel, eine „Pille danach" zu entwickeln, erfüllte sich nicht, wohl aber fand man sehr bald einen hemmenden Effekt der Substanz auf hormonabhängige Tumoren. Aufgrund praktisch fehlender Nebenwirkungen wurde dann Tamoxifen (Nolvadex) die antiöstrogene Substanz par excellence. Ich brauche in diesem Kreise nicht zu erwähnen, daß die wesentlichsten Untersuchungen zur Aufklärung des Wirkungsmechanismus durch Craig Jordan durchgeführt wurden.

Eigentlich, wenn man die Situation retrospektiv sieht, überschlugen sich parallel die Ereignisse, denn ebenfalls in den 70er Jahren entwickelte sich das Konzept der adjuvanten Therapie. Abgesehen von vorangegangenen Studien, z. B. der Manchester-Studie, gab den entscheidenden Anstoß die NSABP-B04-Studie, die eindeutig die Bedeutung der regionären Lymphknoten für das Mammakarzinom in ein anderes Gesamtkonzept im Rahmen der Pathogenese stellte. Während Halsted und seine Zeitgenossen davon ausgingen, daß die Lymphknoten eine Filterfunktion hatten, mußte aus den jetzigen Studien die Konsequenz gezogen werden, daß das Mammakarzinom bereits frühzeitig eine systemische Erkrankung ist, insbesondere dann, wenn die Lymphknoten befallen sind. Die klassische Hypothese wurde daher durch die von Bernard Fisher abgelöst.

Dies war der Anlaß zum eingeschränkten radikalen Vorgehen mit der Konsequenz der brusterhaltenden Therapie und generell der Entwicklung adjuvanter systemischer Behandlungsverfahren. Allerdings waren diese schon – ich nenne hier nur noch einmal Nissen Meyer – immer wieder ausprobiert worden in der Hoffnung, die Behandlungsergebnisse zu verbessern. Insofern hatte Bernard Fisher bereits Anfang der 60er Jahre die randomisierte Studie mit Thio-Tepa vs. Placebo begonnen. Aussagekräftiger war dann die NSABP-Studie mit L-Pam als Monotherapie. Es wurde erstmalig eine Reduktion der Rezidivrate bei adjuvant behandelten Patientinnen festgestellt.

Es ist in Erinnerung zu rufen, daß diese Studie in den Vereinigten Staaten vorzeitig beendet und im Auftrag des National Institut of Health 1973 am Nationalen Krebsinstitut in Mailand weitergeführt wurde. Bonadonna begann die inzwischen historisch gewordene Behandlung mit dem CMF-Schema. Wir alle waren sehr skeptisch, weil durch eine systemische Therapie ein metastasiertes Karzinom nicht geheilt werden konnte. Insofern erwartete man hinsichtlich der klinischen Ergebnisse wenig, und auch Bonadonna hat damals immer betont, daß es ihm besonders darum ginge, die von Skipper erhobenen Befunde für das Mammakarzinom beim Menschen zu bestätigen in der Hoffnung, daß noch nicht nachweisbare Mikrometastasen durch eine Chemotherapie eliminiert werden könnten. Wir wissen, daß sich dieses Konzept bestätigt hat, womit seit Halsted erstmalig der Durchbruch in der Behandlung des Mammakarzinoms gelungen war.

Die CMF-Chemotherapie hatte Nebenwirkungen. Entsprechend war die Compliance, die primär vorgesehenen 12-Zyklen durchzuführen, gering. Nur 15% der Patientinnen erhielten die vorgesehene volle Dosis. Also suchte man nach anderen systemischen Behandlungsverfahren. Hier bot sich jetzt Tamoxifen an. Daß eine adjuvante oder, wie man es vorher nannte, prophylaktische endokrine Therapie in Form der Ovarektomie effektiv sein konnte, wußte man durch die Untersuchung von Nissen Meyer und Meakin in Kanada. Nolvadex, das erste in den Handel eingeführte Tamoxifenpräparat, gab jetzt die Möglichkeit, adjuvant Studien durchzuführen. Die erste war die NATO-Studie (Nolvadex Adjuvant Trial Organisation), initiiert von Michael Baum, gestartet im November 1977. Da der Effekt einer adjuvanten Therapie noch nicht erwiesen war, konnte man eine Studie mit einer Placebogruppe durchführen. In Deutschland war das Ende der 70er Jahre schon nicht mehr möglich. Hier möchte ich an Fred Kubli erinnern. Ohne seine entscheidende Unterstützung hätten wir die Gynecological Adjuvant Breast Group (GABG) damals nicht ins Leben rufen können. Das erste Studienprotokoll entstand in intensiven Diskussionen. Kaufmann und Jonat waren und sind die Studienleiter. Die GABG I verglich die CMF-Chemotherapie mit einer Tamoxifenbehandlung. Es ist nach wie vor die einzige Studie, in der ein derartiger direkter Vergleich im randomisierten Ansatz durchgeführt wurde. Inzwischen ist die Studie auch schon historisch.

In der Zwischenzeit gab es eine Fülle von Adjuvansstudien. Einer der wesentlichsten Beiträge war das Scottish-Trial, geleitet von Helen Stewart, wobei die über 2 Jahre hinausreichende Tamoxifenapplikation überprüft und eine konsequente Analyse der Bedeutung des quantitativen Rezeptorstatus durchgeführt wurde.

Die adjuvante Therapie mit ihren positiven Ergebnissen war für uns als Operateure der entscheidende Fortschritt. Trotzdem ist immer noch der größere Teil unserer Patientinnen im Stadium der Metastasierung. Auch hier hat sich neben der klassischen endokrinen Therapie mit den ablativen und den damaligen additiven Maßnahmen mit erheblichen Nebenwirkungen im Laufe der Jahre eine Wandlung der Therapiemöglichkeiten ergeben. Die chirurgische Adrenalektomie wurde durch die chemische Adrenalektomie durch

Aminogluthetimid ersetzt. Auch hier hat sich inzwischen gezeigt, daß die Aromatasehemmer neben der Blockade auf der Nebennierenrindenebene noch eine ganze Reihe anderer direkter Wirkungen an der Tumorzelle haben. Mit Hilfe der jetzt zur Verfügung stehenden Substanzen haben wir eine weitere nebenwirkungsarme Behandlung mit gleicher Effektivität in der Hand. Auch hier, wie beim Tamoxifen, wurde eine Substanz eingesetzt, die primär eine andere Indikation hatte.

In der Endokrinologie war es darüber hinaus zu einem entscheidenden Fortschritt gekommen. Die Hypophysenfunktion konnte durch GnRH-Analoga und jetzt GnRH-Antagonisten blokkiert werden. Shally wurde für seine Pionierarbeiten mit dem Nobelpreis ausgezeichnet. Es war naheliegend, daß man neben den zahlreichen Indikationen in der Gynäkologie und Reproduktionsmedizin hier eine neue Möglichkeit zur Behandlung hormonabhängiger Tumoren in Prostata und Mamma entdeckte. Die Effektivität der Behandlung mit GnRH-Analoga beim metastasierten Karzinom ist etabliert, in der adjuvanten Situation wird sie im Rahmen der Zoladex-Studie überprüft. Damit wäre dann der Kreis, der vor 100 Jahren mit der ersten Ovarektomie durch Beatson begann, geschlossen.

Die Geschichte verläuft immer in Schüben. Ein solcher vollzog sich am Ende des vorigen Jahrhunderts mit den Entwicklungsmöglichkeiten der Chirurgie, die zu Durchbrüchen in der Behandlung maligner Tumoren führte, zur gleichen Zeit unterstützt durch die Entdeckung der Röntgenstrahlen, ebenfalls vor 100 Jahren, 1895. Derartiges ist immer nur möglich durch die Voraussetzungen, die die Basiswissenschaften schaffen, und hierfür wurde mit der Entwicklung der Naturwissenschaften, beginnend am Ende des ersten Drittels und dann in der Mitte des vorigen Jahrhunderts, die Grundlage geschaffen.

Auch hier sind es immer herausragende Persönlichkeiten mit Ideen, Initiative und Fleiß, die eine bestimmte Richtung entscheidend mitbestimmen, wie das bei Beatson der Fall war. Auch wenn die rationale Voraussetzung seines Therapieansatzes nicht zutraf, hat er entgegen der Meinung seiner Zeit konsequent versucht, sein Konzept zu realisieren. Er wurde damit der Begründer der systemischen Therapie metastasierter Karzinome überhaupt, was er selbst natürlich nicht wußte. Darüber hinaus ging aber sein Konzept wesentlich über die Zellularpathologie von Virchow hinaus, indem er die Wechselwirkungen der Organsysteme im Organismus postulierte und mit seinem chirurgischen Eingriff dann auch bewies. Beim Mammakarzinom gab es dann eine Pause von ca. 50 Jahren, bis zögernd neue Konzepte entwickelt wurden, die schließlich in den letzten 20 Jahren zu einem erneuten Fortschritt sowohl unserer Kenntnisse hinsichtlich der Tumorbiologie als auch der Diagnostik und Therapie geführt haben. Wir leben jetzt in einer Zeit einer fast explosionsartigen Zunahme der Erkenntnisse auf molekularbiologischer Ebene. Wir können mit gutem Recht hoffen, daß sie im nächsten Jahrtausend zum Nutzen unserer Patientinnen angewendet werden können.

Literatur beim Verfasser.

The Changing Role of Castration in Breast Cancer Patients

H. J. STEWART

All who are involved with the care of young women with breast cancer must be aware that it is now 100 years since George Beatson (1896) when only 47 years of age, dared to remove the ovaries of a 33-year-old Glasgow woman with progressing recurrent disease. A rapid and convincing remission occurred but, despite reporting this in the Lancet a year later, it was not until the 1930s that real interest in ovarian ablation developed. A few earlier reports had confirmed the effectiveness of the procedure but it was when Taylor (1934) first suggested the possibility of benefit from removing the ovaries at the time of mastectomy that interest seemed to increase. For the next 30 years the results of many small retrospective series were published with indirect comparisons of outcome from early (prophylactic or adjuvant) with that from late (post-relapse or "therapeutic") ovarian ablation. Conflicting conclusions were drawn but the balance of opinion was in favour of the therapeutic approach, largely because of the dramatic and sometimes prolonged responses which could occur. It was argued that early ablation would be unnecessary in 40% and that the tumour would be unresponsive in 75% of the remainder leaving only 15% to benefit from prophylactic therapy.

At this time, selection for therapeutic ablation was clinically based but, while it did vary within different patient subgroups, the objective response rate was seldom convincingly greater than 40%. The most useful selection criteria, which still have relevance today, were regular menstruation, a disease-free interval of 3 or more years and skeletal dissemination. Interestingly, involvement of the removed ovaries seemed to be associated with an increased chance of remission, a fact which, although no help with case selection, was useful as a means of encouraging those patients in whom it was found. The extra information obtained at laparotomy was cited in support of surgical ablation, although, from the 1960s, pelvic irradiation was regarded as an equally reliable method in all but the very young (Cole 1975).

Another factor in favour of late rather than early ovarian ablation was the help it gave in identifying endocrine sensitivity (Stewart 1970). Major endocrine ablative procedures (MEA: adrenalectomy, hypophysectomy or pituitary ablation) were the mainstay of systemic therapy for metastatic disease in the 1950s and a clear-cut response to ovarian ablation was considered a strong indication to proceed to further endocrine surgery after remission ended.

The rationale for endocrine therapy in those early days was that, by altering the "endocrine soil" in which the tumour was thriving, progress of the disease could be hampered. The belief that this effect was finite was supported by the mean durations of objective remissions in 30 patients having two endocrine procedures and a response to at least one, as follows:

- 12 with a response only to oophorectomy and progression after subsequent MEA — 88 weeks
- 14 with two separate periods in remission – 30 weeks after oophorectomy + 56 weeks after MEA — 86 weeks
- 4 with a response only to MEA — 42 weeks

These results suggested that a second remission was more likely when that from ovarian ablation had been relatively short and was less likely when it had been prolonged. Also, it was accepted that a response after failure, while not common, was possible.

Although the preference for the therapeutic approach persisted, several centres attempted to evaluate prophylactic ablation. Between 1948 and 1965, six controlled trials were started in which patients were randomised for or not for ovarian ablation at the time of initial local therapy. By today's standards, these early trials were of poor design and suffered from slow and often inadequate entry. The reports from three had little impact: those from the NSABP trial (Ravdin et al. 1970) and the Boston trial (Nevinny et al. 1969) both claimed no gain from ablation but based this on 5-year data, while the Regina trial (Bryant and Weir 1981) showed a significant survival advantage (p=0.02) at 10 years but only for the 32 patients with one to three positive nodes. Even today, trial planners seem to forget that premenopausal breast cancer patients are a minority sub-group and that adequate trial accrual will depend on collaboration.

The first and largest trial of the group was started nearly 50 years ago by Ralston Paterson in the Christie Hospital, Manchester. In this trial 598 patients, with operable breast-cancer and within 2 years of their last menstrual period (LMP), were randomised after mastectomy by date of birth for or not for ovarian irradiation. Results at 15 years showed that, although distant spread was significantly less in the adjuvant group ($p < 0.05$), crude survival was similar. An explanation for these conflicting findings was suggested when entry was divided into two time periods. It was found then that endocrine therapy for recurrence was more often used in the later period, thus cancelling, as it were, the mortality advantage demonstrated for the earlier entrants (Cole 1975). This finding strengthened the argument for the therapeutic approach.

The preference for delayed ovarian ablation until indicated by relapse rather than its use at the time of primary therapy was confirmed as the most commonly held view by the results of two management surveys (Forrest 1969; Nemoto 1973). Although greater support for the procedure was found in the USA in the 1960s, before adjuvant chemotherapy was used, only 39% of UK surgeons considered adjuvant ovarian ablation for premenopausal women presenting with positive nodes.

A further deterrent to the acceptance of prophylactic ovarian ablation has been the possibility of long-term harm, as reported in several reviews of outcome following artificial menopause for non-malignant reasons. Coronary artery disease at a young age (Rosenberg et al. 1981), violent death (Johansson et al. 1975) and pelvic cancer after an X-ray menopause (Brinkley and Haybittle 1969) have all been identified as possible late effects, and more recently a fourth has been added – that of macular degeneration (Vingerling et al. 1995).

Nissen-Meyer's (1964) first report of a survival advantage within the Norwegian randomised controlled trial helped to persuade Professor Robert McWhirter of Edinburgh, better known for his advocacy of axillary conservation, that there might be gain from adjuvant ovarian ablation for postmenopausal as well as premenopausal patients. In the Edinburgh local therapy trial, which began in 1964 and compared his technique of simple mastectomy and routine radiotherapy with the Halsted radical mastectomy, all patients of 60 years or less had their ovaries ablated at entry (Langlands et al. 1980). Survival analyses, up to 30 years from entry, have been done for the 322 ablated patients within each of four menstrual subgroups but independently of local therapy. Despite the long-term risks associated with the younger patients and the belief, at that time, that younger patients tend to have more aggressive disease, those regularly menstruating at onset have a median survival of 22 years compared to 15, 13 and 11 years for the other three groups (respectively, irregular periods, LMP >5 years or a LMP 1–5 years previously). As trial entry was restricted to those of 35 years or more, this difference is unlikely to be related to age alone and, although identified by indirect comparison of non-random subgroups, a survival gain of 7 years or more for unselected young patients is surely worth seeking. I am grateful to Gill Kerr of the Department of Clinical Oncology, Edinburgh, for this recent analysis.

A year after the start of that trial, in 1965, the Toronto randomised controlled trial of ovarian ablation was commenced. It had two parts according to age at entry. In the larger part, 208 patients of 45 years or more were randomised three ways: for no adjuvant therapy, for ovarian irradiation or for ovarian irradiation and long-term prednisone. Postmenopausal as well as premenopausal patients were included and 70 % had involved nodes. Survival results at 10 years showed a significant gain only for the premenopausal subgroup treated by ovarian irradiation and prednisone therapy when compared to the untreated controls ($p=0.02$). The similar treated postmenopausal patients did not benefit (Meakin et al. 1977).

By the late 1970s interest in adjuvant ovarian ablation was already beginning to revive as a result of the desire to avoid the toxicity of adjuvant chemotherapy and the possibility that the beneficial effect from chemotherapy, demonstrated at that time only in premenopausal women, might be partly mediated through the ovaries. Several studies of the effect of chemotherapy on circulating hormones gave support to this view (Rose and Davis 1977).

In 1980 in Scotland, we decided to perform a direct comparison of adjuvant CMF with adjuvant ovarian ablation in a randomised trial of 2 × 2 design. As in the Toronto trial, long-term prednisone was included and added randomly to one half of each treatment group. With the collaboration of the Guy's team in the final 3 years, 332 premenopausal patients, with involved nodes were entered and the first analysis reported in 1993 (Scottish Cancer Trials Breast Group 1993). Total survival was similar for those given CMF with those having an ovarian ablation, as also was survival following long-term prednisone when compared to that of those having no prednisone.

Over 80% of the patients in this trial had oestrogen receptor (ER) assays performed without the value influencing randomisation. Thus, event-free analyses were reported for the two ER subgroups of <20 fmol/mg cytosol protein and ≥20 fmol, restricted to the 238 patients actually treated according to randomised option. The results suggested that the effect of ovarian ablation was dependent on the ER level but that outcome from CMF was not. Such subgroup results must be viewed with caution in view of the small numbers involved but they should stimulate others to undertake more reliable investigations. Further analyses with subdivision by age (±45 years) have now been done. These suggest that, for those with ER levels of 20 fmol or more, it is the older premenopausal patients who have the better outlook, regardless of therapy. On the other hand, the age split in those with low ER levels suggests a selective benefit from CMF for the younger subgroup. Significant two-way interactions have thus been identified between ER level and therapy and between ER level and age but not between age and therapy. The test for a three-way interaction was likewise non-significant.

This possible value of ER as an indicator of benefit from adjuvant ovarian ablation has also been suggested by results from the Ludwig trial II (International Breast Cancer Study Group 1990). In that trial premenopausal patients with involved nodes received CMFp and were randomised for or not for oophorectomy. In an analysis of the 200 for whom there was information on ER level, the disease-free survival was improved by the addition of oophorectomy only in those with ER levels of 10 fmol or more.

When Beatson (1896) first investigated ovarian ablation he had to do so surgically. Subsequently, an irradiation menopause became an acceptable alternative method. Today laparoscopic ablation has been tested with success and with few reported complications (Boyle at al. 1995). A more popular form of ovarian ablation is drug suppression with Zoladex. This has the added advantage of a reversible effect and, at least in metastatic disease, seems to be as effective as the more conventional methods (Blamey et al. 1992).

Tamoxifen as a possible alternative to ovarian ablation has not been firmly established although the NSABP B14 trial has confirmed that in premenopausal patients with node negative, ER positive disease, adjuvant tamoxifen (Nolvadex) is better than no systemic therapy (Fisher et al. 1989). A more popular form of investigation than direct comparison is combined therapy with adjuvant tamoxifen for all and randomisation for or not for ovarian ablation. Several such trials are underway.

Whatever the method, the potential for benefit from adjuvant ovarian ablation can no longer be side-stepped. However, ovarian ablation as a means of achieving long-lasting disease control following relapse, in patients who are still menstruating, should never be forgotten. Sadly it would seem to have been replaced by other less effective or well tried measures.

Today we have the advantage of the results from the combined analysis not only of the original trials but several more (Early Breast Cancer Trialists' Collaborative Group 1992). Despite the fact that routine background chemotherapy was given to all patients in half of these trials, this meta-analysis has confirmed that adjuvant ovarian ablation compared to no ablation significantly prolongs long-term survival. More interesting are the results produced when only those trials with an untreated control group (like the Toronto trial) are included in the merging. A striking similarity emerges between the pure ovarian ablation trials and the pure polychemotherapy trials in the reduction in annual odds of death in women under 50 years (28% ± 9% and 27% ± 6%, respectively). Despite the caution with which one must always treat such an indirect comparison, the similarity of these results cannot be denied yet many clinicians find it difficult to accept this suggestion of equivalent effect. Although most ongoing trials are now assessing combined modality therapies, it is hoped that results from the currently running important German drug-trial, in which the two therapies are being directly compared, will help to convince the disbelievers.

There is no doubt that interest in adjuvant ovarian ablation has been greatly increased by the development of the LH-RH agonists such as Zoladex. Results from their use in four large combined modality multicentre trials are eagerly awaited by those who, like me, have always believed in the importance, to young women with breast cancer of whatever stage, of Beatson's original work.

References

Beatson GT (1896) On the treatment of inoperable cases of carcinoma of the mamma: suggestions for a new method of treatment, with illustrative cases. Lancet 2: 104–107

Blamey RW, Jonat W, Kaufmann M et al (1992) Goserelin depot in the treatment of premenopausal advanced breast cancer. Eur J Cancer 28A: 810–814

Boyle TJ, O'Boyle CJ, McNamara A, Geoghegan I, Given HF (1995) Laparascopic Oophorectomy: an adjuvant therapy in primary premenopausal breast cancer (Abstr). Scientia 3: 6

Brinkley D, Haybittle JL (1969) The late effects of artificial menopause by X-radiation. Br J Radiol 42: 519–521

Bryant AJS, Weir JA (1981) Prophylactic oophorectomy in operable instances of carcinoma of the breast. Surg Gynecol Obstet 153: 660–664

Cole MP (1975) A clinical trial of an artificial menopause in carcinoma of the breast. Horm Breast Cancer INSERM 55: 143–150

Early Breast Cancer Trialists' Collaborative Group (1992) Systemic treatment of early breast cancer by hormonal, cytotoxic, or immune therapy: 133 randomised trials involving 31000 recurrences and 24000 deaths among 75000 women. Part 1. Lancet 339: 1–15

Fisher B, Costantino J, Redmond C et al (1989) A randomised clinical trial evaluating tamoxifen in the treatment of patients with node-negative breast cancer who have estrogen-receptor-positive tumors. N Engl J Med 320: 479–484

Forrest APM (1969) Breast Cancer Symposium: points in the practical management of breast cancer. Br J Surg 56: 782–784

International Breast Cancer Study Group (1990) Late effects of adjuvant oophorectomy and chemotherapy upon premenopausal breast cancer patients. Ann Oncol 1: 30–35

Johansson BW, Kaij L, Kullander S, et al (1975) On some late effects of bilateral oophorectomy in the age range 15–30 yrs. Acta Obstet Gynecol Scand 54: 449–461

Langlands AO, Prescott RJ, Hamilton T (1980) A clinical trial in the management of operable cancer of the breast. Br J Surg 67: 170–174

Meakin JW, Allt WEC, Beale FA et al (1977) Ovarian irradiation and prednisone following surgery for carcinoma of the breast. In: Salmon SE, Jones SE (eds) Adjuvant therapy of cancer. Elsevier/North-Holland, Amsterdam, pp 95–99

Nemoto T (1973) Treatment of early breast cancer: survey of surgeons. NY State J Med 1901–1904

Nevinny HB, Nevinny D, Rosoff CB, Hall TC, Muench H (1969) Prophylactic oophorectomy in breast cancer therapy: a preliminary report. Am J Surg 117: 531–536

Nissen-Meyer R (1964) Prophylactic endocrine treatment in carcinoma of the breast. Clin Radiol 15: 152–160

Ravdin RG, Lewison EF, Slack NH, Gardner B, State D, Fisher B (1970) Results of a clinical trial concerning the worth of prophylactic oophorectomy for breast cancer. Surg Gynecol Obstet 131: 1055–1064

Rose DP, Davis TE (1977) Ovarian function in patients receiving adjuvant chemotherapy for breast cancer. Lancet 1: 1174–1176

Rosenberg L, Hennekens CH, Rosner B, Belanger C, Rothman KJ, Speizer FE (1981) Early menopause and the risk of myocardial infarction. Am J Obstet Gynecol 139: 47–51

Scottish Cancer Trials Breast Group (1993) and ICRF Breast Unit, Guy's Hospital, London: Adjuvant ovarian ablation versus CMF chemotherapy in premenopausal women with pathological stage II breast carcinoma: the Scottish trial. Lancet 341: 1293–1298

Stewart HJ (1970) Oophorectomy response as an index to further endocrine ablation. In: Joslin CAF, Gleave EN (eds) The clinical management of advanced breast cancer. Alpha Omega, Cardiff, pp 12–20

Taylor GW (1934) Artificial menopause in carcinoma of the breast. N Engl J Med 211: 1138–1140

Vingerling JR, Dielemans I, Witteman JCM et al (1995) Macular degeneration and early menopause: a case-control study. Br Med 310: 1570–1571

The Foundation of Current "Antiestrogenic" Strategies to Treat Breast Cancer: A Personal Perspective

V.C. Jordan

Hormones and Breast Cancer

In 1896, Beatson made the remarkable discovery that removal of the ovaries from a premenopausal patient with advanced breast cancer could cause the regression of tumors. By 1900, Boyd had demonstrated that one-third of women respond to oophorectomy, but the reason for this was to remain obscure until the discovery of the estrogen receptor (ER) (Jensen and Jacobson 1962) and the use of hormone receptor assays as a predictive test for hormone responsiveness in breast cancer (Jensen et al. 1971; McGuire et al. 1975). An alternative, and somewhat paradoxical, endocrine treatment for postmenopausal breast cancer was the administration of pharmacological doses of synthetic estrogens. Diethylstilbestrol was found to control the growth of advanced breast cancer in about one-third of postmenopausal women by Haddow et al. in 1944. The use of high dose estrogen therapy was to become the standard hormonal strategy for breast cancer in postmenopausal women until the 1970s.

Early Development of Antiestrogens

Initial interest in the therapeutic role for nonsteroidal antiestrogen was in the regulation of fertility. The first non-steroidal antiestrogen MER25 (Fig. 1) was found to be a "morning after" pill in laboratory animals, but subsequent clinical studies demonstrated that the drug was too toxic for general use (Lerner 1981). However, a successor compound, clomiphene, was found to induce ovulation in subfertile women and was subsequently marketed as a profertility agent. The observations in the laboratory had failed to be translated to the clinic as a widely used contraceptive method.

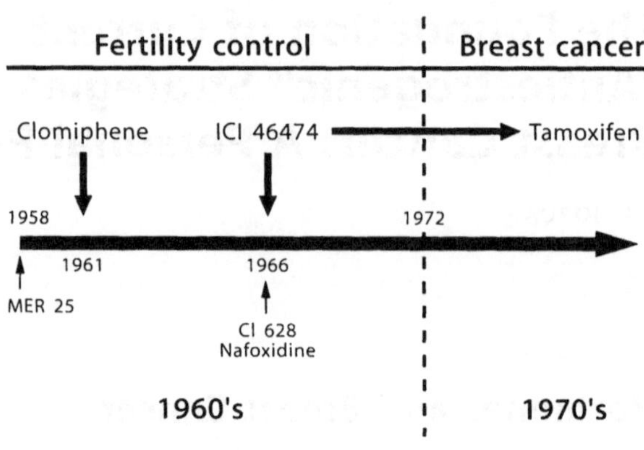

Fig. 1.
The discovery of antiestrogens in the 1950s and 1960s in the antifertility programs of pharmaceutical companies ultimately resulted in the development of clomiphene as an inducer of ovulation and the development of tamoxifen from ICI 46,474, to be initially marketed as an inducer of ovulation and then a breast cancer therapy

Numerous pharmaceutical companies discovered novel antiestrogens related to clomiphene, but with the failure of the initial therapeutic goal, the drugs were a discovery looking for an application. Dr. Arthur Walpole (Fig. 2), head of the fertility control program at ICI (pharmaceuticals division, now renamed Zeneca) had discovered ICI 46,474 in collaboration with his colleagues, Dr. Dora

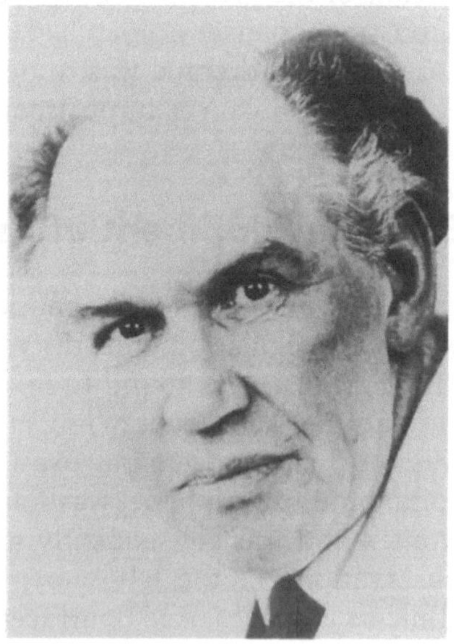

Fig. 2.
Dr. Arthur L. Walpole

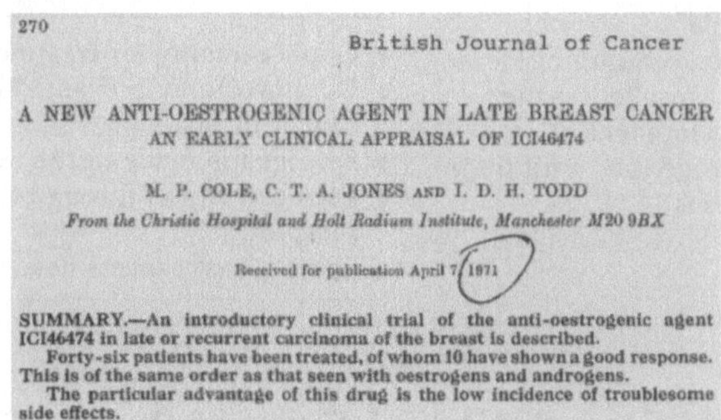
270 British Journal of Cancer

A NEW ANTI-OESTROGENIC AGENT IN LATE BREAST CANCER
AN EARLY CLINICAL APPRAISAL OF ICI46474

M. P. COLE, C. T. A. JONES AND I. D. H. TODD
From the Christie Hospital and Holt Radium Institute, Manchester M20 9BX

Received for publication April 7, 1971

SUMMARY.—An introductory clinical trial of the anti-oestrogenic agent ICI46474 in late or recurrent carcinoma of the breast is described.
Forty-six patients have been treated, of whom 10 have shown a good response. This is of the same order as that seen with oestrogens and androgens.
The particular advantage of this drug is the low incidence of troublesome side effects.

Fig. 3.
First publication/summary of tamoxifen; Brith. Journal of Cancer, 1971

Richardson and Dr. Michael Harper, but all research was directed towards the antifertility properties of the compound in laboratory animals (Harper and Walpole 1966, 1967a, b). Breast cancer was only one (Cole et al. 1971) of the several potential clinical applications (Klopper and Hall 1971; El-Sheikha et al. 1972; Williamson and Ellis 1973; Shaaban 1975) that were being explored.

The first systematic study of tamoxifen (ICI 46,474) as an antitumor agent was conducted at the Worcester Foundation for Experimental Biology between 1972 and 1974. The research program was sponsored in my laboratory by Zeneca through the good offices of Dr. A.K. Walpole, who in 1972 had been the examiner of my Ph.D. on the pharmacology of antiestrogens at Leeds University. The results obtained at the Worcester Foundation (Jordan 1974a, 1975, 1976; Jordan and Koerner 1975a, b, 1976; Jordan et al. 1975; Hunter and Jordan 1975) were to be used immediately to support clinical research in the United States (Jordan 1974b–d) and subsequently to support the licensing of tamoxifen (Nolvadex) in Germany and Japan. Furthermore, the results of tamoxifen as a preventive in the dimethylbenzanthracene (DMBA)-induced rat mammary carcinoma model (Jordan 1974a, 1976) were to provide the scientific foundation for the current clinical trials in the United States, Britain, and Italy to evaluate the worth of tamoxifen as a preventive of breast cancer in high risk women.

There was a sound basis for the evaluation of tamoxifen, or any antiestrogen, as a therapeutic agent for the treatment of advanced breast cancer (Table 1), but the enormous clinical success of tamoxifen was to occur with its application as a long term adjuvant therapy for breast cancer.

Table 1. The evolution of ideas that resulted in the development of antiestrogens as antitumor agents

• Oophorectomy for treatment	1896
• Oophorectomy prevented mammary cancer in mice	1906
• Estrogen is made in the ovaries	1924
• Estrogen works through the estrogen receptor	1962
• Some breast cancers have estrogen receptors	1965

The Foundation of Current Breast Cancer Therapy

The initial adjuvant clinical trials with tamoxifen used only a 1-year treatment regimen (Hubay et al. 1984; Ribeiro and Palmer 1983; Rose et al. 1985; Ludwig Breast Cancer Study Group 1985). This strategy was planned because: (1) tamoxifen produces responses in advanced breast cancer that last an average of 1 year, and (2) there was a sincere concern that extended adjuvant therapy would result in premature drug resistance. At the start of the deliberations to develop an effective strategy for adjuvant therapy, the key piece of scientific information was to determine in the laboratory whether short-term therapy, with clinically relevant doses, would prove to be effective in preventing tumor in the DMBA model. In fact, short-term therapy, even at high doses, was not optimally effective, as all animals were not protected. Only clinically relevant doses (0.25 mg/kg) given daily for extended periods prevented the development of mammary tumors in the majority of animals.

This concept was first presented at a breast cancer symposium at King's College Cambridge in September 1977 (Jordan 1978) (Fig. 4). Mr. Michael Baum was chairman of my scientific session, and he was to guide the successful 2-year adjuvant study of tamoxifen in the NATO trial (an anachronism specifically designed to catch the eye of American physicians, but which really stood for Nolvadex Adjuvant Trial Organization) (Baum et al. 1983) later that year. Dr. Helen Stewart, another participant at the Cambridge meeting, was subsequently to guide the successful Scottish adjuvant trial of 5 years of tamoxifen sponsored by the Medical Research Council (Breast Cancer Trials Committee, Scottish Cancer Trials Office 1987). A successful pilot study was initially undertaken and patients were randomized from April 1978. In 1977, a long-term clinical study of

5 years and then indefinite adjuvant tamoxifen was started at the University of Wisconsin (Tormey and Jordan 1984; Tormey et al. 1987) by Dr. Douglas Tormey and me as a prelude to ECOG studies EST 4181 and 5181 (Falkson et al. 1990; Tormey et al. 1992), which compare short-term versus indefinite adjuvant tamoxifen therapy. Based on the laboratory data (Jordan 1978; Jordan et al. 1979) and the emerging clinical data that longer was better, the NSABP subsequently compared two versus 3 years of adjuvant tamoxifen therapy (Fisher et al. 1978), and the GROCTA group in Italy who chose 5 years of tamoxifen based on the animal results, found that chemotherapy did not improve the response of postmenopausal patients with ER positive, node positive breast cancer to adjuvant tamoxifen (Boccardo et al. 1992). Finally, the NSABP is now comparing 5 versus 10 years of adjuvant tamoxifen therapy in pre- and postmenopausal patients with node negative breast cancer (Fisher et al. 1989).

The conversation between the laboratory and the clinic has facilitated the full development of tamoxifen far beyond what was ever expected in the early 1970s (Fig. 5). It is fair to say that all early projections were for an "orphan drug" with limited clinical applications. Current results are far different, with the application of the drug to treat all stages of breast cancer. Long-term adjuvant tamoxifen (at least 5 years) is now commonplace and has revolutionized medical practice. There are more than 6 million woman-years of experience with tamoxifen worldwide and hundreds of thousands of women are now taking a course of long-term adjuvant therapy.

The other important laboratory concept that was discovered in the mid-1970s was the fact that antiestrogens could be developed with a high binding affinity for the estrogen receptor. The metabolite 4-hydroxytamoxifen has a binding affinity for the estrogen receptor equivalent to estradiols, yet the compound retains both potent antiestrogenic (Jordan et al. 1977, 1978) and antitumor properties (Jordan and Allen 1988). Up until the discovery of the pharmacological properties of 4-hydroxytamoxifen, all the early antiestrogen had been shown to have a low binding affinity for the estrogen receptor (Jordan 1984). 4-Hydroxytamoxifen became the prototype for the development of the "pure" antiestrogens and all of the other compounds with clinical utility, e.g., droloxifene, TAT-59, and raloxifene (Jordan 1995).

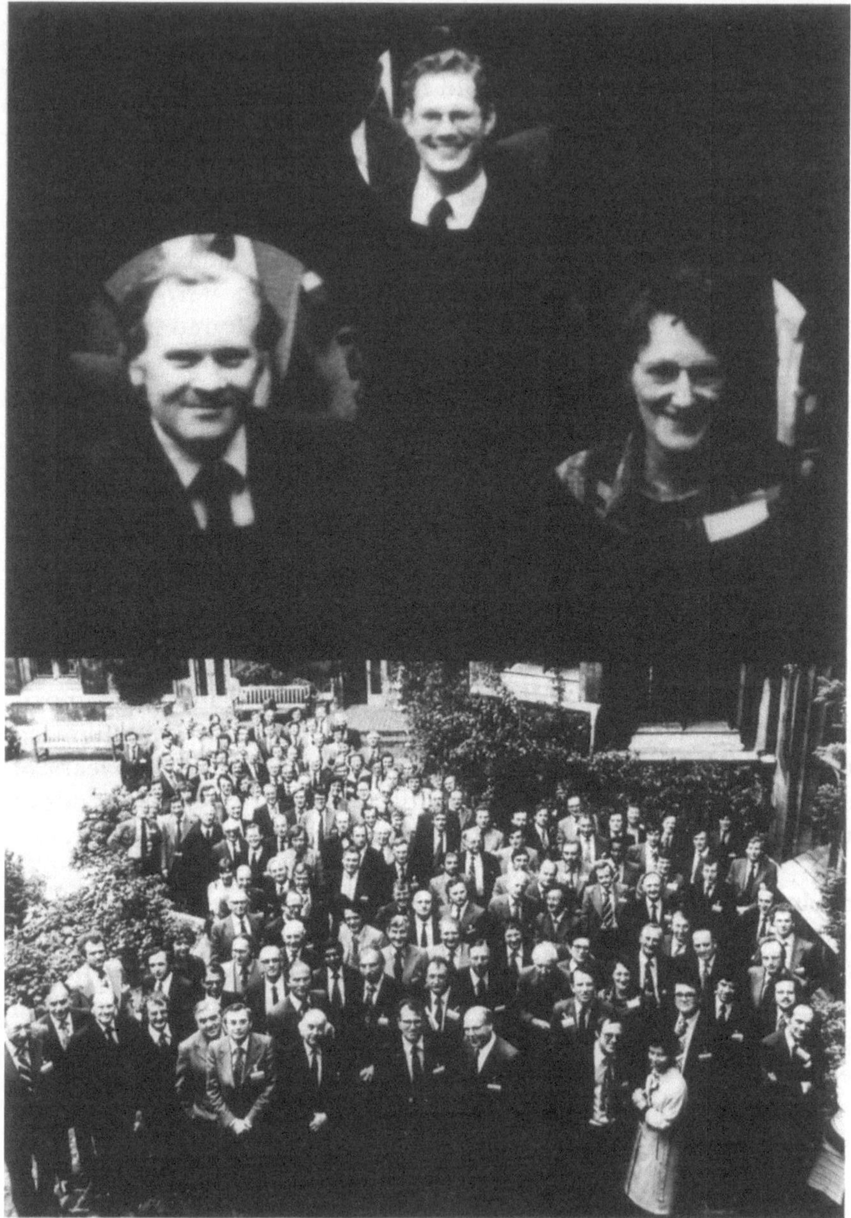

Fig. 4. Participants at the Kings College, Cambridge, Breast Cancer Meeting in September 1977. The inserts pick out V. Craig Jordan (*top*), Michael Baum (*left*), and Helen Stewart (*right*)

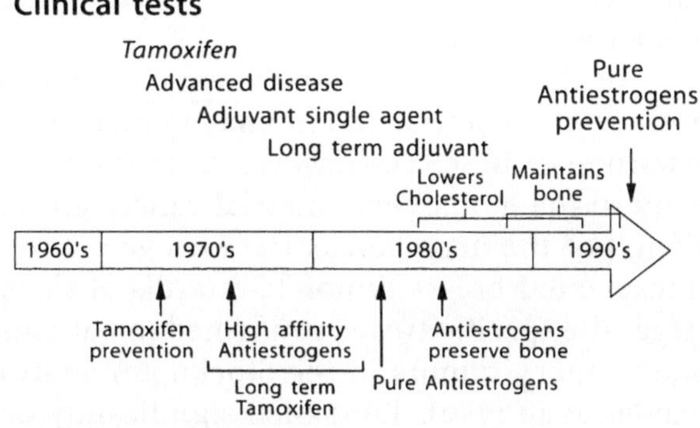

Fig. 5. The conversation between the laboratory and the clinic that has developed tamoxifen as the endocrine treatment of choice for all stages of breast cancer and has changed the management of the disease throughout the world

The Target Site Specific Actions of Tamoxifen

The introduction of long-term adjuvant tamoxifen therapy for both node negative and node positive breast cancer patients lead to concerns in the 1980s that the antiestrogenic properties might lead to premature osteoporosis and increase the risks of coronary heart disease. However, tamoxifen is not a pure antiestrogen but exhibits a balance of estrogenic and antiestrogenic properties (Jordan and Murphy 1990). Studies in animals first demonstrated that tamoxifen exhibited target site specific effects, producing weak estrogenic actions and antiestrogenic effects in the rat uterus, but estrogenic effects to preserve bone (Jordan et al. 1987; Turner et al. 1987). Tamoxifen therapy was subsequently found to maintain bone density in the lumbar spine and the neck of the femur in postmenopausal patients (Love et al. 1992; Ward et al. 1993). The second concern was coronary heart disease, but again, the estrogen-like effects of tamoxifen are now known to be an advantage.

Tamoxifen has been noted by numerous investigators to produce a significant decrease in circulating cholesterol (Bertelli et al. 1988; Bruning et al. 1988; Love et al. 1990). It is interesting to observe that the decreases in cholesterol are found in low density lipoprotein cholesterol, whereas high density lipoprotein cholesterol remains unchanged.

Overall, the estrogen-like qualities could provide benefit to maintain bone density and reduce cardiovascular risk, but patients have been noted to be at increased risk for endometrial cancer (Fornander et al. 1989).

In the laboratory, tamoxifen supports the growth of ER, PgR positive endometrial carcinomas implanted in athymic mice (Satyaswaroop et al. 1984). However, tamoxifen exhibits target site specificity so the human endometrial cancer grows in response to tamoxifen, but the drug blocks the estrogen stimulated growth of a cotransplanted breast tumor (Gottardis et al. 1988). The principle of target site specificity was confirmed in patients by an analysis of second primary tumors in the Stockholm adjuvant therapy trial (Fornander et al. 1989). Tamoxifen significantly decreased the incidence of second primary breast cancers but increased the incidence of endometrial carcinomas.

On reviewing the literature for the past decade (Jordan and Assikis 1995; Assikis and Jordan 1995a), there are only about 250 cases of endometrial carcinoma that have been associated with tamoxifen use. The number of cases is extremely small compared to usage, and it can be estimated from randomized trials that there is an approximate doubling of incidence in tamoxifen treated versus control arms (Assikis and Jordan 1995a). The initial concern that endometrial carcinoma associated with tamoxifen was of high grade and poor prognosis (Magriples et al. 1993) is now known to be unwarranted. No other studies (Jordan and Assikis 1995; Assikis and Jordan 1995a, b; Magriples et al. 1993) have replicated the initial report (Magriples et al. 1993), and the consensus is that the endometrial carcinomas observed in tamoxifen-treated patients is of the same grade and stage as the general population.

The Status of Tamoxifen

Tamoxifen is the endocrine treatment of choice for all stages of breast cancer. Patients with ER positive, advanced breast cancer respond objectively for about 14 months, but it is as an adjuvant therapy that tamoxifen has contributed the most to women's health. Tamoxifen produces a survival advantage for patients with node positive and node negative disease (Early Breast Cancer Trialists' Collaborative Group 1992). In general, tamoxifen is the therapy of choice for the postmenopausal patient with receptor positive, node negative, or node positive disease. Nevertheless, the patient who has receptor poor disease has about the same survival with tamoxifen as with chemotherapy (Early Breast Cancer Trialists' Collaborative Group 1992). Tamoxifen reduces the incidence of contralateral breast cancer by about 38%, an effect that is not replicated in adjuvant trials with chemotherapy (Early Breast Cancer Trialists' Collaborative Group 1992). However, it is the associated estrogenic action of tamoxifen that might ultimately prove to be vital in making the decision about the duration of tamoxifen therapy. It is now clear that tamoxifen reduces circulating cholesterol in postmenopausal women (Bertelli et al. 1988; Bruning et al. 1988; Love et al. 1990), and this translates to fewer deaths from myocardial infarction (McDonald and Stewart 1991; Stewart and Everington 1992) and fewer hospital visits for any cardiac condition (Rutqvist and Mattson 1993). Similarly, the estrogen-like effects can maintain bone in postmenopausal patients. Overall, women who are receiving long-term tamoxifen therapy as an adjuvant for breast cancer can also receive physiological benefit from tamoxifen maintenance. However, patients should be appraised of the estrogen-like effects in the uterus that can encourage the growth of occult endometrial cancer. Although the risk is small (an excess of 2/1000 tamoxifen-treated women per year), and the disease is early stage and good grade (Assikis and Jordan 1995a), regular gynecological examinations should be mandatory to follow-up signs of spotting and bleeding.

The past quarter of a century has seen a revolution in the treatment of breast cancer. The development of tamoxifen has not only completely changed the management of breast cancer but also encouraged the development of new endocrine agents in the wake of tamoxifen's success.

The Future of Endocrine Therapy

The proven efficacy of oophorectomy as a therapy for breast cancer, and the successful development of tamoxifen has resulted in numerous novel strategies to restrict estrogen action in breast tumors.

The luteinizing hormone releasing hormone (LH-RH) analogue goserelin (Zoladex, Zeneca) is an important new therapeutic agent that produces a "medical oophorectomy" that is reversible (Williams et al. 1986). Similarly, knowledge of peripheral aromatase enzyme systems has resulted in the development of specific non-

Fig. 6.
The development of new antiestrogens that have exploited tamoxifen's success. The first report of the antiestrogenic actions of tamoxifen (ICI 46,474) was in 1966 and a preliminary clinical study in advanced breast cancer was reported in 1971

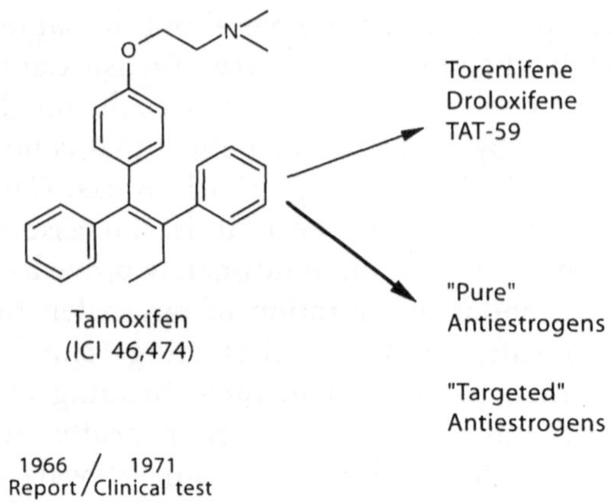

steroidal aromatase inhibitors (e.g. Arimidex, Zeneca). However, knowledge of the structure activity relationships of antiestrogens has not only lead to the testing of new non-steroidal antiestrogens with similar pharmacological properties but lower potency than tamoxifen (toremifene, droloxifene, TAT59), but also new steroidal antiestrogens that have no estrogen-like qualities that will be used as second line therapies after long-term tamoxifen adjuvant treatment fails (Fig. 6).

The initial clues that novel antiestrogens could be developed with new properties came out of research on tamoxifen. The finding that the metabolic of tamoxifen 4-hydroxytamoxifen had a very high binding affinity for estrogen receptor (Jordan et al. 1977) revolutionized the development of new antiestrogens. For the first time, it was found to be possible to design an antiestrogen with high affinity for the receptor, while retaining antiestrogenicity. During the same collaborative program between ICI (Zeneca) and my laboratory at the University of Leeds, six and seven substituted steroids were investigated as carriers of an alkylating function (Jordan et al. 1981), but the important discovery was that this position would be a suitable place for substitution to develop a new class of antiestrogens. These observations ultimately lead to Dr. Wakeling's discovery at Zeneca of pure antiestrogens which are estradiol derivatives substituted in the 7α position with a long, flexible side chain (Wakeling and Bowler 1987).

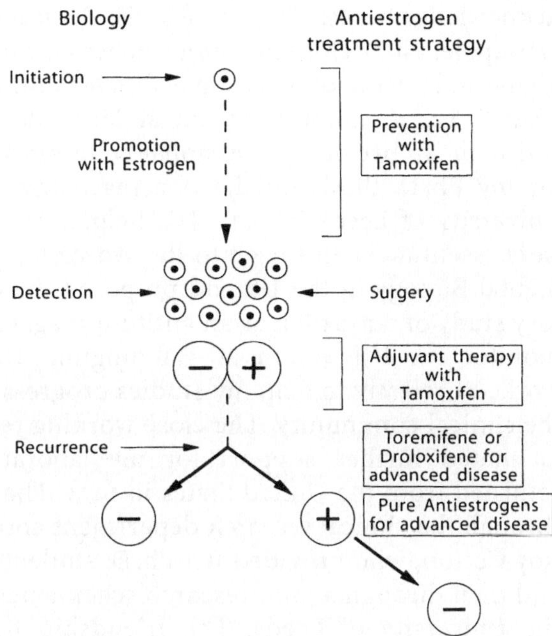

Fig. 7
The strategic evaluation of antiestrogens in the various stages of the natural history of breast cancer

In the laboratory, the pure antiestrogens exhibit no estrogen-like properties in estrogen target tissues (Wakeling 1994), but most importantly, the new compounds block tamoxifen-stimulated breast and endometrial carcinoma growth in the laboratory (Gottardis et al. 1989; Lerner and Jordan 1990). One compound ICI 182,780 (Wakeling et al. 1991) has entered clinical trial and has been shown to cause a reduction in progesterone receptor context, Ki67 index and estrogen receptor level (DeFriend et al. 1994). Preliminary clinical studies are most encouraging (Howell et al. 1995).

The strategy of a *complete* estrogen blockade that came from an idea a century ago with the first studies by Beatson (1896) has now evolved and matured to the clinical potential of the present day with the use of pure antiestrogens or a choice of tamoxifen, aromatase inhibitor or LH–RH superagonist. An antiestrogenic treatment can now be tailored to the individual to provide both the best in disease control and the best approach for the patient. The strategic points where antiestrogenic strategies are being evaluated at various stages in the natural history of breast cancer are shown in Fig. 7.

Acknowledgements. This article is dedicated to the late Arthur L. Walpole, Ph.D. (Jordan 1988), who was my mentor, professional colleague and friend for a decade before his untimely death. We first met when I was a summer student at Mereside, Alderley Park in 1967, and then we became professional colleagues after he was examiner for my Ph.D. thesis on the pharmacology of antiestrogens at the University of Leeds in 1972. His help, support and encouragement were essential when I went to the Worcester Foundation for Experimental Biology in the US and proposed the first systematic laboratory study of tamoxifen as an antitumor agent. Lois Trench, the drug monitor for ICI 46,474 at Wilmington, Delaware, in 1973–1974, worked tirelessly to help my studies progress and to get them out to the clinical community. The close working relationship with Zeneca facilitated further support for my laboratory in Leeds when I returned from the United States in 1974. The first collaboration was through the clinical research department and the good offices of Dr. Roy Cotton, who provided ICI Ph.D. studentships and scholarships, and then through a joint research scheme between ICI (Zeneca) and the University of Leeds. The friendship that developed between Arthur Walpole and me laid the foundation for the future development of therapeutic strategies to treat breast cancer. Barry Furr, Roy Cotton, Sandy Todd, Brian Newbould, Lois Trench, Alex Pleuvry, Alan Wakeling and John Patterson each deserve thanks for all their help and, most importantly, their friendship over the past quarter of a century.

References

Assikis VJ, Jordan VC (1995a) Gynecological effects of tamoxifen and the association with endometrial cancer. Int Gynecol Obstet (in press)

Assikis VJ, Jordan VC (1995b) A realistic assessment of the association between tamoxifen and endometrial cancer. Endocr Related Cancer (in press)

Baum M, Brinkley DM, Dossett K et al (1983) Controlled trial of tamoxifen as adjuvant agent in management of early breast cancer. Lancet 1: 257–261

Beatson GT (1896) On the treatment of inoperable cases of carcinoma of the mamma: suggestions for a new method of treatment with illustrative cases. Lancet 2 104–107, 162–165

Bertelli G, Pronzato D, Amoroso D et al (1988) Adjuvant tamoxifen in primary breast cancer: influence on plasma lipids and antithrombin III. Breast Cancer Res Treat 12: 307–310

Boccardo FD, Rubagotti A, Amoroso D et al (1992) Chemotherapy versus tamoxifen versus chemotherapy plus tamoxifen in node positive estrogen receptor positive breast cancer patients. An update at 7 years of the first GROCTA trial. Eur J Cancer 28: 673–680

Boyd S (1900) On oophorectomy in cancer of the breast. B M J 2: 1161–1167

Breast Cancer Trials Committee, Scottish Cancer Trials Office (1987) Adjuvant tamoxifen in the management of operable breast cancer. The Scottish Trial. Lancet 2: 171–175

Bruning PF, Bonfrer JM, Hart AA et al (1988) Tamoxifen, serum lipoproteins and cardiovascular risk. Br J Cancer 58: 497–499

Cole MP, Jones CTA, Todd IDH (1971) A new antioestrogenic agent in late breast cancer: an early clinical appraisal of ICI 46,474. Br J Cancer 25: 270–275

DeFriend DJ, Howell A, Nicholson RI, Anderson E, Dowsett M, Mansel RE, Blamey RW, Bundred NJ, Robertson JF, Saunders C, Baum M, Walton P, Sutcliff R, Wakeling AE (1994) Investigation of a pure antiestrogen (ICI 182,780) in women with primary breast cancer. Cancer Res 54: 408–414

Early Breast Cancer Trialists' Collaborative Group (1992) Systemic treatment of early breast cancer by hormonal cytotoxic or immune therapy. Lancet 339: 1–15

El-Sheikha Z, Klopper A, Beck JS (1972) Treatment of menometrorrhagia with an antioestrogen. Clin Endocrinol (Oxf) 1: 275–282

Falkson HC, Gray R, Wolberg WH et al (1990) Adjuvant trial of 12 cycles of CMFPT followed by observation on continuous tamoxifen versus four cycles of CMFPT in postmenopausal women with breast cancer. An Eastern Cooperative Oncology Group phase III study. Clin Oncol 8: 599–607

Fisher B, Brown A, Wolmark N et al (1987) Prolonging tamoxifen therapy for primary breast cancer. Ann Intern Med 106: 649–654

Fisher B, Costantino J, Redmond C et al (1989) A randomized clinical trial evaluating tamoxifen in the treatment of patients with node-negative breast cancer who have estrogen receptor positive tumors. N Engl J Med 320: 479–484

Fornander T, Rutqvist LE, Cedermark B et al (1989) Adjuvant tamoxifen in early breast cancer: occurrence of new primary cancers. Lancet 1: 117–120

Gottardis MM, Robinson SP, Satyaswaroop PG, Jordan VC (1988) Contrasting actions of tamoxifen on endometrial and breast tumor growth in the athymic mouse. Cancer Res 48: 812–815

Gottardis MM, Jiang SY, Jeng MH, Jordan VC (1989) Inhibition of tamoxifen stimulated growth of an MCF-7 tumor variant in athymic mice by novel steroidal antiestrogens. Cancer Res 49: 4090–4093

Haddow A, Watkinson JM, Patterson E (1944) Influence of synthetic estrogens upon advanced malignant disease. B M J 2: 393–398

Harper MJK, Walpole AL (1966) Contrasting endocrine activities of cis and trans isomers in a series of substituted triphenyletylenes. Nature 212: 87

Harper MJK, Walpole AL (1967a) Mode of action of ICI 46,474 in preventing implantations in rats. J Endocrinol 37: 83–92

Harper MJK, Walpole AL (1967b) A new derivative of triphenylethylene: effect on implantation and node of action in rats. J Reprod Fertil 13: 101–119

Howell A, DeFriend D, Robertson J, Blamey R, Walton P (1995) Response to a specific antioestrogen (ICI 182,780) in tamoxifen-resistant breast cancer. Lancet 345: 29–30

Hubay CA, Gardon NH, Crow JP et al (1984) Antiestrogen, cytotoxic chemotherapy and bacillus calmette-Buerin vaccination in stage II breast cancer. Seventy-two month follow-up. Surgery 96: 61–71

Hunter RE, Jordan VC (1975) Detection of the 8S oestrogen binding component in human uterine endometrium during the menstrual cycle. J Endocrinol 65: 457–458

Jensen EV, Jacobson HI (1962) Basic guides to the mechanism of estrogen action. Recent Prog Horm Res 18: 387–414

Jensen EV, Block GE, Smith S, Kyser K, DeSombre ER (1971) Estrogen receptors and breast cancer response to adrenalectomy. NCI Monogr 34: 55–67

Jordan VC (1974a) Antitumor activity of the antioestrogen ICI 46,474 (tamoxifen) in the dimethylbenzanthracene (DMBA) induced rat mammary carcinoma model. J Steroid Biochem 5: 354

Jordan VC (1974b) Antitumor actions in animal models. Clinical Research Department, ICI Americas, Wilmington, Delaware, Investigation drug brochure for ICI 46,474

Jordan VC (1974c) The antiestrogen tamoxifen (ICI 46,474) as an antitumor agent. Proceedings of the Eastern Cooperative Oncology Group, Febr 11–12, Miami

Jordan VC (1974d) Tamoxifen: mechanism of antitumor activity in animals and man. Proceedings of the Eastern Co-operative Oncology Group, June 22–25, Jaspar

Jordan VC (1975) Prolonged antioestrogenic activity of ICI 46,474 in the ovariectomized mouse. J Reprod Fertil 42: 251–258

Jordan VC (1976) Effect of tamoxifen (ICI 46,474) on initiation and growth of DMBA-induced rat mammary carcinomata 12: 419–424

Jordan VC (1978) Use of the DMBA-induced rat mammary carcinoma system for the evaluation of tamoxifen treatment as a potential adjuvant therapy. Rev Endocrinol Related Cancer Suppl 49–55

Jordan VC (1984) Biochemical pharmacology of antiestrogen action. Pharmacol Rev 35: 245–276

Jordan VC (1988) The development of tamoxifen for breast cancer therapy: a tribute to the late Arthur L. Walpole. Breast Cancer Res Treat 11: 197–209

Jordan VC (1995) Tamoxifen: toxicities and drug resistance during the treatment and prevention of breast cancer. Annu Rev Pharmacol Toxicol 35: 195–211

Jordan VC, Allen KE (1988) Evaluation of the antitumor activity of the non-steroidal antiestrogen monohydroxytamoxifen in the DMBA-induced rat mammary carcinoma model. Eur J Cancer 16: 231–251

Jordan VC, Assikis VJ (1995) Endometrial carcinoma and tamoxifen: clearing up a controversy. Clin Cancer Res 1: 467–472

Jordan VC, Koerner S (1975a) Inhibition of oestrogen binding to mouse uterine and vaginal oestrogen receptors by triphenylethylenes. J Endocrinol 64: 193–194

Jordan VC, Koerner S (1975b) Tamoxifen (ICI 46,474) and the human carcinoma 8S oestrogen receptor. Eur J Cancer 11: 205–206

Jordan VC, Koerner S (1976) Tamoxifen as an antitumor agent: role of oestradiol and prolactin. J Endocrinol 68: 305–311

Jordan VC, Murphy CS (1990) Endocrine pharmacology of antiestrogens as antitumor agents. Endocr Rev 11: 578–610

Jordan VC, Koerner S, Robinson C (1975) Inhibition of oestrogen-stimulated prolactin release by antioestrogens. J Endocrinol 65: 151–152

Jordan VC, Collins MM, Rowsby L, Prestwich 6 (1977) A monohydroxylated metabolite of tamoxifen with potent antioestrogenic activity. J Endocrinol 75: 305–316

Jordan VC, Dix CJ, Naylor KE, Prestwich G, Rowsby L (1978) Nonsteroidal antiestrogens: their biological effects and potential mechanisms of action. J Toxicol Environ Health 4: 364–390

Jordan VC, Dix CJ, Allen KE (1979) The effectiveness of long term treatment in a laboratory model for adjuvant hormone therapy of breast cancer. In: Solmon SE, Jones SE (eds) Adjuvant therapy for cancer II. Grune and Stratton, New York, pp 19–26

Jordan VC, Feniuk L, Allen KE, Cotton RC, Richardson D, Walpole AL, Bowler J (1981) Structural derivatives of tamoxifen and estradiol 3-methyl ether as potential alkylating antioestrogens. Eur J Cancer 17: 193–200

Jordan VC, Phelps E, Lindgren JU (1987) Effects of antiestrogens on bone in castrated and intact female rats. Breast Cancer Res Treat 10: 31–35

Klopper A, Hall M (1971) New synthetic agent for the induction of ovulation: preliminary trial in women. B M J 1: 152–154

Lerner LJ (1981) The first nonsteroidal antioestrogen – MER 25. In: Sutherland RL, Jordan VC (eds) Non-steroidal antioestrogen: molecular pharmacology and antitumor activity. Academic, Sydney, pp 1–16

Lerner LJ, Jordan VC (1990) Development of antiestrogens and their use in breast cancer: Eighth Cain Memorial Award Lecture. Cancer Res 50: 4177–4189

Love RR, Newcomb PA, Weibe DA et al (1990) Effects of tamoxifen therapy on lipid lipoprotein levels in postmenopausal patients with node-negative breast cancer. J Natl Cancer Inst 82: 1327–1332

Love RR, Mazess RB, Barden HS et al (1992) Effect of tamoxifen on bone mineral density in postmenopausal women with breast cancer. N Engl J Med 326: 852–856

Ludwig Breast Cancer Study Group (1985) Randomized trial of chemo-endocrine therapy and mastectomy alone in postmenopausal patients with operable breast cancer and axillary node metastases. Lancet 1: 1256–1260

Magriples U, Naftolin F, Schwarz PE, Carcargin ML (1993) High grade endometrial carcinoma in tamoxifen-treated breast cancer patients. J Clin Oncol 11: 485–490

McDonald CC, Stewart HJ (1991) Fatal myocardial infarction in Scottish Adjuvant Tamoxifen Trial. BMJ 303: 435–437

McGuire WL, Carbone PP, Vollmer EP (eds) (1975) Estrogen receptors in human breast cancer. Raven, New York

Ribeiro G, Palmer MK (1983) Adjuvant tamoxifen for operable carcinoma of the breast: report of a clinical trial by the Christie Hospital and Holt Radium Institute. BMJ 286: 827–830

Rose C, Thorp SM, Anderson KW et al (1985) Beneficial effects of adjuvant tamoxifen therapy in primary breast cancer patients with high oestrogen receptor values. Lancet 1: 1619

Rutqvist LE, Mattson A (1993) Cardiac and thromboembolic morbidity among postmenopausal women with early-stage cancer in a randomized trial of adjuvant tamoxifen. J Natl Cancer Inst 85: 1398–1406

Satyaswaroop PG, Zaino RJ, Mortel R (1984) Estrogen-like effects of tamoxifen on human endometrial carcinoma transplanted into nude mice. Cancer Res 44: 4006–4010

Shaaban MM (1975) Suppression of lactation by an antioestrogen tamoxifen. Eur J Obstet Gynaecol Reprod Biol 415: 167–169

Stewart HJ, Everington D (1992) Treatment of elderly patients with breast cancer. BMJ 304: 1569–1570

Tormey DC, Jordan VC (1984) Long-term tamoxifen adjuvant therapy in node positive breast cancer: a metabolic and pilot clinical study. Breast Cancer Res Treat 4: 297–302

Tormey DC, Rasmussen P, Jordan VC (1987) Long-term adjuvant tamoxifen study: clinical update (Letter), Breast Cancer Res Treat 9: 157–158

Tormey DC, Gray R, Abeloff MD et al (1992) Adjuvant therapy with a doxorubicin regimen and long term tamoxifen in premenopausal breast cancer patients. An Eastern co-operative Oncology Group Trial. J Clin Oncol 10: 1848–1856

Turner RT, Wakely GK, Hannon KS, Bell NH (1987) Tamoxifen prevents the skeletal effects of ovarian deficiency in rats. J Bone Miner Res 2: 449–456

Wakeling AE (1994) A new approach to breast cancer therapy – total estrogen oblation with pure antiestrogens. Cancer Res 54: 408–414

Wakeling AE, Bowler J (1987) Steroidal pure antiestrogens. J Endocrinol 112: R7–R10

Wakeling AE, Dukes M, Bowler J (1991) A potent specific pure antiestrogen with clinical potential. Cancer Res 51: 3867–3873

Ward RL, Morgan G, Dalley D et al (1993) Tamoxifen reduces bone turnover and prevents lumbar spine and proximal bone loss in early postmenopausal women. Bone Miner 22: 87–94

Williams MR, Walker KJ, Turkes A, Blamey RW, Nicholson RI (1986) The use of an LHRH agonist (ICI 118630, Zoladex) in advanced premenopausal breast cancer. Br J Cancer 53: 629–636

Williamson JG, Ellis JP (1973) The induction of ovulation by tamoxifen. J Obstet Gynaecol Br Commonw 80: 844–847

Adjuvante und palliative systemische Therapie der Mammakarzinome – Therapierichtlinien und Stand der klinischen Entwicklung

M. Kaufmann, G. von Minckwitz, S. D. Costa, J. F. H. Gauwerky

Dokumentiert durch Aufzeichnungen der Ägypter bestand über annähernd 2 Jahrtausende die Meinung, daß es sich bei der Brustkrebserkrankung um ein lokales Geschehen handelt. Fast 1600 Jahre lang war die Theorie von Galen vorherrschend, Brustkrebs sei eine „innere Erkrankung". Erst 1896 hat Halsted (Abb. 1) erneut die Vorstellung einer lokalen Erkrankung angenommen. Diese Theorie wurde erst 70 Jahre später von Fisher, USA (Abb. 2) widerlegt, der die heute gängige Hypothese der „Systemerkrankung Brustkrebs" formulierte. Das hieraus für das therapeutische Vorgehen resultierende Spannungsfeld reichte in diesem Zeitraum von der Ovarektomie, der palliativen und adjuvanten Chemotherapien bis zum Einsatz der Antiöstrogene. Die 80er Jahre wurden dann bestimmt durch die kontroverse Diskussion der adjuvanten Therapie von nodal negativen Karzinomen. Entscheidenden Einfluß auf die weitere Entwicklung von Therapieempfehlungen hatten mit Beginn der 90er Jahre die Overview-Ergebnisse der Early Breast Cancer Trialists' Collaborative Group (Abb. 3) zur Behandlung primärer Mammakarzinome, welche im Lancet 1992 (Abb. 4) veröffentlicht wurden. Heute liegt das Spannungsfeld in der Wahl von Chemotherapien mit oder ohne die Kombination mit endokrin wirksamen Substanzen. In der Primärbehandlung zeigen sich heute neue Konzepte wie z. B. der Einsatz einer systematischen Therapie noch vor lokalen Maßnahmen (primäre Chemo- oder Hormontherapie).

Die Therapie bei nachgewiesener Fernmetastasierung berücksichtigt heute vor allem palliative Verfahren, wobei etablierte neben neuen Hormontherapien ganz im Vordergrund stehen. Da eine Heilung nicht möglich ist, muß das Ziel der Behandlung eine Verbesserung bzw. Erhaltung der Befindlichkeit einer Patientin sein.

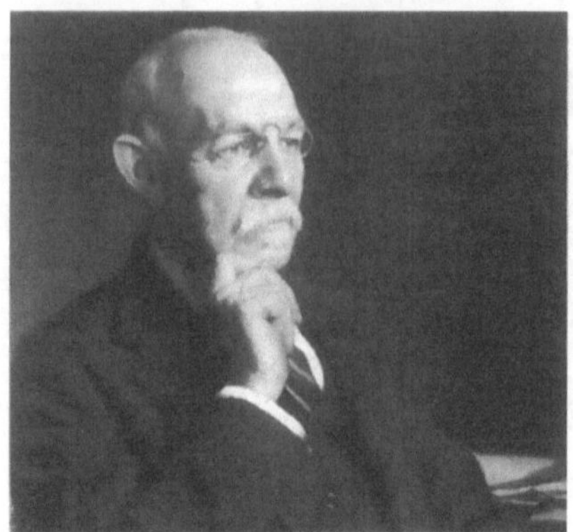

Abb 1. William Halsted

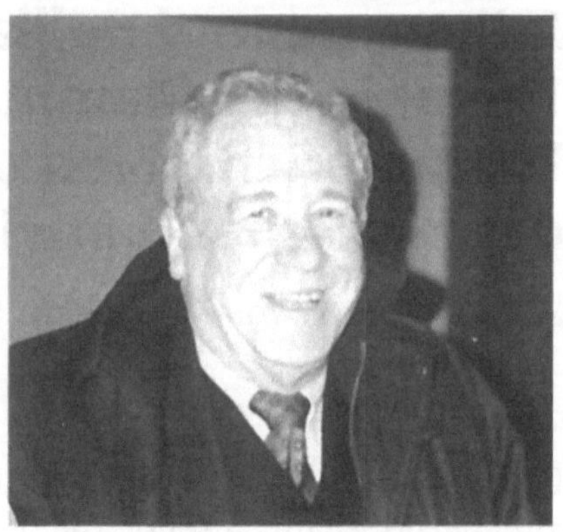

Abb. 2. Bernhard Fisher

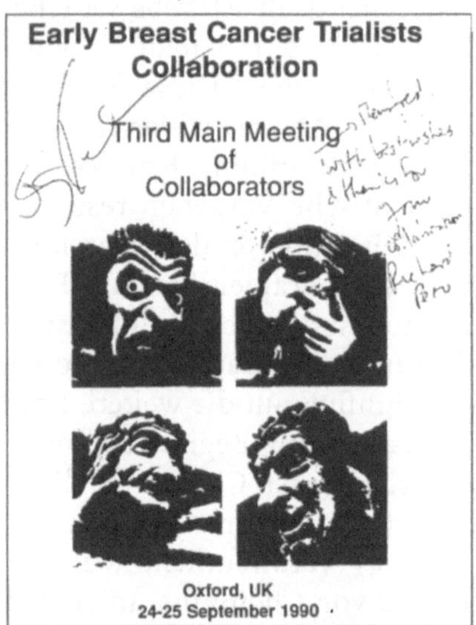

Abb. 3. Titelblatt des Programms des 3. Treffens der Early Breast Cancer Trialists Collaboration, Oxford 1990

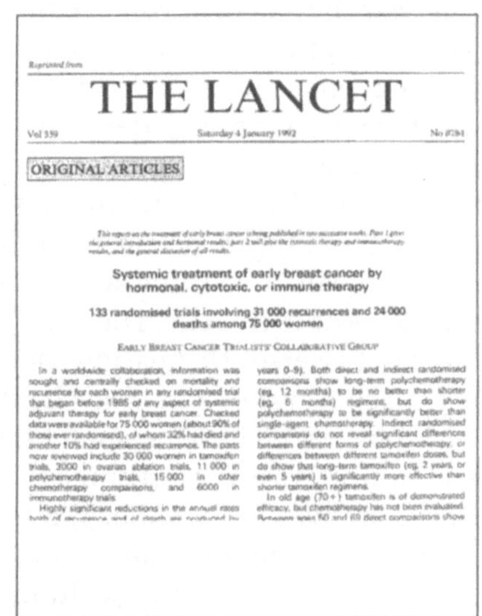

THE LANCET

ORIGINAL ARTICLES

Systemic treatment of early breast cancer by hormonal, cytotoxic, or immune therapy

133 randomised trials involving 31 000 recurrences and 24 000 deaths among 75 000 women

Early Breast Cancer Trialists' Collaborative Group

Abb. 4. Titelblatt Lancet-Artikel, 1992 „Wordwide Overview" der Studienergebnisse aller adjuvant systemisch behandelter Mammakarzinom-Patientinnen

Die Darstellung aktueller Aspekte der systemischen adjuvanten und palliativen Therapie der Mammakarzinome wird folgendermaßen gegliedert:

1) Konsensusempfehlungen zur Behandlung primärer Mammakarzinome,
2) Konsensusfindung zur palliativen Therapie der Mammakarzinome und
3) derzeit laufende Therapiestudien bei Mammakarzinomen in Deutschland.

Konsensusempfehlungen zur Behandlung primärer Mammakarzinome

Generell ist zu fragen: Welcher Patientin nützt welche Therapie? Dies sollte Ziel jeder Konsensusfindung sein. Interpretiert man die Overview-Daten [2], so scheinen jüngere, d.h. prämenopausale Frauen, mehr Nutzen von einer Chemotherapie zu haben, wohingegen bei postmenopausalen Patientinnen eher eine Antiöstrogentherapie nützlich ist. Berücksichtigt man die Langzeitergebnisse, so ist die Wirksamkeit einer Ovarektomie bei prämenopausalen Patientinnen unumstritten. Es stellt sich allerdings die Frage, ob nicht eine kombinierte Chemohormon Therapie die wirksamste Therapie darstellt. Die Hinweise hierfür resultieren jedoch nur aus indirekten Vergleichen der Overviewanalyse. In der GABG-I-Studie in Deutschland [6] für die mittlerweile Zehnjahresüberlebensdaten [7] vorliegen, hat sich klar gezeigt, daß bei jüngeren Patientinnen eine adjuvante Chemotherapie wirksamer ist als bei älteren, postmenopausalen Patientinnen. Hier ist Tamoxifen (z.B. Nolvadex) wirksamer. Gleichzeitig konnte in dieser Studie gezeigt werden, daß bei postmenopausalen Patientinnen die Kombination Chemotherapie plus Tamoxifen wirksamer ist als eine Chemotherapie allein.

Im Frühjahr 1995 hat das 5. Internationale Konsensus-Treffen in St. Gallen stattgefunden, bei dem zum wiederholten Mal 12 Experten (Abb. 5) zusammen mit Teilnehmern ihre Empfehlungen zur

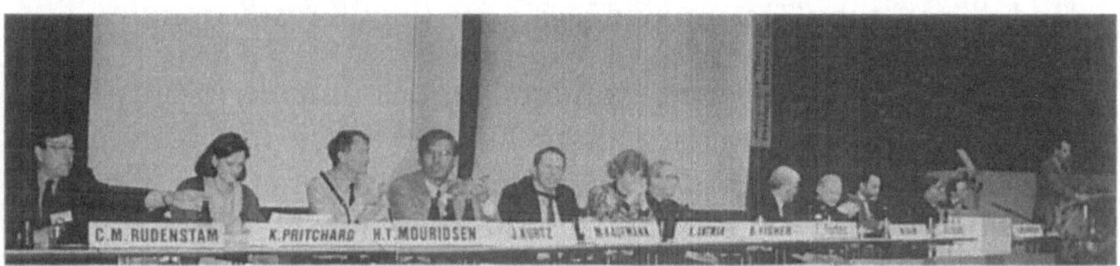

Abb. 5. Consensus Panel, St. Gallen 1995

adjuvanten Therapie des Mammakarzinoms erarbeitet haben [3, 4]. Ganz entscheidend war hierbei, welche prognostischen und welche prädiktiven Faktoren für Therapieentscheidungen wichtig sind. Es bleibt festzustellen, daß nach wie vor die etablierten Prognosefaktoren auch heute noch Gültigkeit haben. Hier sind die Tumorgröße, der Lymphknotenstatus, das Grading und der Rezeptorbefund zu nennen. Es sind allerdings auch neue mögliche Prognosefaktoren diskutiert worden, u. a. neben dem zyklusabhängigen Zeitpunkt des operativen Eingriffes bei prämenopausalen Frauen [10] auch der Nachweis von sog. Mikrometastasen im Knochenmark [1].

Nach wie vor wirft die Gruppe nodal negativer Patientinnen die meisten Therapiefragen auf. Eine Selektion der Patientinnen mit erhöhtem Risiko ist immer noch schwierig. Allerdings können heute die 1992 zum ersten Mal postulierten Patientengruppen mit „minimalem oder niedrigem Risiko" und fehlendem Lymphknotenbefall der Axilla genauer definiert werden. Verstanden werden hierunter Frauen mit einem Risiko von $\leq$10 % in den 10 Jahren nach der Erstbehandlung ihres Brustkrebses zu sterben. Die Einteilung zeigt die nachfolgende Zusammenstellung:

Definition von Patientinnen mit primärem Mammakarzinom und „minimalem oder niedrigem Rezidiv- und Todesrisiko"
- Kein axillärer Lymphknotenbefall ist nachweisbar (mindestens 10 Lymphknoten histologisch aufgearbeitet).
- Tumorgröße $\leq$1 cm (histologisch bestimmt).
- Positiver Steroidhormonrezeptornachweis (Östrogen- und/oder Progesteronrezeptor).
- Hochdifferenzierter Tumor (Grad I).

Sonderfälle
- Carcinoma ductale in situ (DCIS).
- Fokal invasives Karzinom (durch Screening oder während Operation wegen einer benignen Erkrankung entdeckt).
- Medulläres, tubuläres, muzinöses oder papilläres Karzinom.

Von den Sonderfällen wird besonders auf das duktale In-situ-Karzinom eingegangen. Eine sorgfältige Lumpektomie mit histologisch freien Resektionsrändern stellt das Standardvorgehen dar. Eine subkutane Mastektomie oder eine Lymphonodektomie sind nicht sinnvoll. Eine Bestrahlung der Restbrust sollte nach entsprechender Nutzen-Risiko-Beurteilung durchgeführt werden. Systemische Folgethe-

Tabelle 1. Adjuvante systemische Therapieempfehlungen für primäre Mammakarzinome

	Nodalstatus negativ (>10 Lymphknoten untersucht)		Nodalstatus *negativ* (hohes Risiko; T>2 cm, ER–, G_{2-3}) oder Nodalstatus *positiv*	
	geringes Risiko T≤1 cm, ER+	mittleres Risiko T1–2 cm, ER+, G_{1-2}	Negativer Rezeptor (ER–)	Positiver Rezeptor (ER+)
Prämenopausal	Keine (?)	Tamoxifen	*Polychemotherapie* ±Tamoxifen[b]	*Polychemotherapie*[a] ±Tamoxifen[b] *oder bei N+:* Ovarektomie
Postmenopausal	Keine (?)	Tamoxifen	*Polychemotherapie* ±Tamoxifen[b]	*Tamoxifen* ±Chemotherapie[b]
Senium z.B. >70 Jahre	Keine (?)	Tamoxifen	*Tamoxifen* (Polychemotherapie falls ohne Dosisreduktion tolerabel)	*Tamoxifen*

[a] CMF 6mal oder AC (EC) 4mal.
[b] Unter Studienbedingungen.

rapien sind experimenteller Art und müssen noch in Studien untersucht werden.

Die adjuvanten systemischen Therapieempfehlungen primärer Mammakarzinome sind in Tabelle 1 zusammengefaßt.

Danach sollten systemische Therapien vorerst bei Erkrankungen mit minimalem Risiko nur im Rahmen von Studien eingesetzt werden. Dagegen ist der Einsatz einer adjuvanten Tamoxifentherapie bereits gerechtfertigt, wenn der Tumor zwischen 1 und 2 cm groß und rezeptorpositiv und/oder gut differenziert ist. Inwieweit Tamoxifen die optimale Therapie auch bei prämenopausalen Frauen darstellt oder aber hormonablative Maßnahmen bzw. Zytostatika vorzuziehen sind, wird derzeit überprüft. Nodal negative Patientinnen mit High-risk-Situation werden ähnlich wie nodal positive Patientinnen eingestuft. In der Prämenopause stellt die Chemotherapie die Therapie der Wahl dar. Ob bei rezeptorpositiven Tumoren auch endokrine Manipulationen sinnvoll sind, ist noch ungeklärt. Bei postmenopausalen Patientinnen kann eine Kombination von zytostatischer und endokriner Therapie diskutiert werden, wobei bei rezeptornegativem Status die Chemotherapie und bei rezeptorpositivem Status eine Tamoxifengabe die Basistherapie darstellt. Bei Patientinnen mit rezeptornegativem Tumor kann bereits eine sequentielle Kombinationstherapie als gerechtfertigt angesehen werden. Im Gespräch mit der Patientin sollte immer eine Risiko-Nutzen-Analyse erfolgen, in der individuell die zu erwartenden zusätzlichen Nebenwirkungen und die Senkung des Rezidiv- bzw. Todesrisikos einer Kombination erörtert werden müssen. Entscheidungshilfe kann dabei sein, inwieweit die Patientin eine nebenwirkungsreiche und damit belastende Therapie wünscht oder nicht. Auch bei älteren Patientinnen (Senium) kann im Hochrisikostadium eine Chemotherapie diskutiert werden. Als Leitfaden zur Definition des Seniums müssen neben dem biologischen Alter einer Patientin deren soziale Aktivität wie auch die abzuschätzende Lebenserwartung (<10 Jahre) berücksichtigt werden.

Während aber 1992 schon die Einschränkung gemacht wurde, eine Chemotherapie nur bei prospektiver Tolerabilität zu indizieren, wurde dies jetzt durch den Zusatz verschärft, daß nur die Gabe der vollen geplanten Dosis von Nutzen sein kann. Patientinnen, bei denen dies aufgrund ihres Allgemeinzustandes oder ihrer Vorerkrankungen nicht möglich erscheint, sollten Tamoxifen erhalten.

Neue Studienerkenntnisse führten zur Abänderung der Therapieempfehlungen für das nodal positive Mammakarzinom. Die 4malige Gabe (entsprechend ca. 3 Monate) von Doxorubicin/Cyclophosphamid (AC) im 3wöchigen Abstand kann als gleich effektiv wie die weltweit bisherige Standardtherapie mit 6 Zyklen CMF (6 Monate) angesehen werden. Bei der Therapiewahl, insbesondere bei postmenopausalen Patientinnen, sind kardiale Vorerkrankungen sowie eine Bestrahlung der linken Thoraxwand zu beachten. Vorteile werden hier durch den Einsatz von Epirubicin gesehen. Durchsetzen konnte sich auch die chirurgische Ovarektomie als Standardoption bei prämenopausalen, rezeptorpositiven Frauen. Eine Radiokastration wird als weniger effektiv angesehen, wohingegen Studienergebnisse zur ovariellen Suppression mit GnRH-Analoga noch nicht vorliegen.

Patientinnen mit großen Tumoren oder ausgeprägtem Lymphknotenbefall, z.B. wenn >10 Lymphknoten befallen sind, werden weiterhin als Sonderfälle eingestuft. Vor allem hier sind weitere Studienergebnisse abzuwarten. So werden z.Z. die primäre (neoadjuvante) oder die Hochdosischemotherapie mit Stammzellsupport oder Knochenmarktransplantation weiterhin als experimentelle Therapien angesehen. Ebenfalls liegt über den Einsatz von Taxanen (Paclitaxel, Docetaxel) noch zu wenig Erfahrung vor, um ihren adjuvanten Einsatz zu rechtfertigen.

Entscheidend aber für weitere Verbesserungen der adjuvanten Therapie des Mammakarzinoms bleibt die Bereitschaft von Ärzten und Patientinnen, im Rahmen von klinischen Studien zu behandeln bzw. sich behandeln zu lassen. Nur Untersuchungen mit ausreichend großen Patientinnenzahlen können auch kleine Vorteile neuer Therapieverfahren aufzeigen. Motivierend für eine Patientin sollte hierbei die Möglichkeit einer verbesserten Therapie wie auch eine hochqualifizierte Betreuung im Rahmen solcher Therapiestudien sein.

Konsensusfindung zur palliativen Therapie der Mammakarzinome

Für die palliative Behandlung der metastasierten Mammakarzinome steht eine Zusammenfassung aller verfügbaren Daten entsprechend den Overviewdaten zur adjuvanten Therapie bislang noch aus. Nach 1988 [5] fand 1995 zum 2. Mal ein Konsensustreffen zur Therapie von Patientinnen mit metastasiertem Mammakarzinom statt. Hier wurden von Experten insbesondere die Gegebenheiten des deutschsprachigen Raumes berücksichtigt.

Die neu verfaßten Therapieempfehlungen [8] fassen den derzeitigen Kenntnisstand zur palliativen Behandlung zusammen. Sie sollten Leitlinien für das Vorgehen in Klinik und Praxis darstellen, ohne dadurch jedoch der Klärung bestimmter Fragestellungen, die auch heute noch nur durch weitere Studien zu beantworten sind, bereits vorzugreifen.

Da es sich nach wie vor beim metastasierten Mammakarzinom um eine unheilbare Erkrankung handelt, lassen sich im einzelnen folgende Therapieziele definieren:

1) Langfristige Erhaltung oder Verbesserung der körperlichen Leistungsfähigkeit,
2) langfristige Erhaltung oder Verbesserung des subjektiven Befindens,

3) Versuch der Überlebenszeitverlängerung bei einzelnen noch zu definierenden Gruppen von Patientinnen.

Die Prioritäten sollten jedoch unterschiedlich gesetzt werden: In der täglichen Praxis steht die maximale Linderung der Symptome im Vordergrund; bei klinischen Studien dagegen ist der beste Maßstab, um die Wirksamkeit einer Therapie zu beurteilen, die Zeit bis zum Therapieversagen bei gleichzeitig geringstmöglicher Toxizität. Ob die medikamentöse Therapie mit Hormonen oder Zytostatika allerdings eine Lebensverlängerung bewirken kann, ist nicht sicher; für bestimmte Untergruppen von Patientinnen kann dies allerdings zutreffen.

Hormontherapie

Bei den meisten Patientinnen mit einer metastasierten Erkrankung sollte zunächst mit einer Hormontherapie als primäre Therapiemaßnahme begonnen werden.

Für die Entscheidung zur Hormontherapie gibt es folgende Kriterien:
- Langes krankheitsfreies Intervall,
- Weichteil-, Knochenmetastasen, günstige (z. B. solitäre) viszerale Metastasierung,
- geringe Tumormasse und
- hormonrezeptorpositiver Tumor.

Prinzipiell kann aber auch bei Patientinnen mit hormonrezeptornegativem Tumor ein Ansprechen auf eine hormonelle Therapie erreicht werden. Falls möglich, sollte die Analyse des Rezeptorstatus an den Metastasen (z. B. in der Haut oder supraklavikuläre Metastasen) wiederholt werden, da in ca. 30 % der Fälle mit einem Wechsel von positiv zu negativ bzw. umgekehrt zu rechnen ist. Eine Primärbehandlung mit Hormonen sollte allerdings nicht bei lebensbedrohlich (viszeral aggressive Metastasierung) Erkrankten versucht werden.

Die heute als sinnvoll erachteten Therapiesequenzen bei metastasierten Mammakarzinomen in Abhängigkeit vom Menopausenstatus zeigt Abb. 6.

Abb. 6. Therapiesequenz beim metastasierten Mammakarzinom.
— bei Ansprechen und erneuter Progression, jeweils nächster endokriner Schritt;
--- bei primärer Progression, Umsetzen auf Chemotherapie

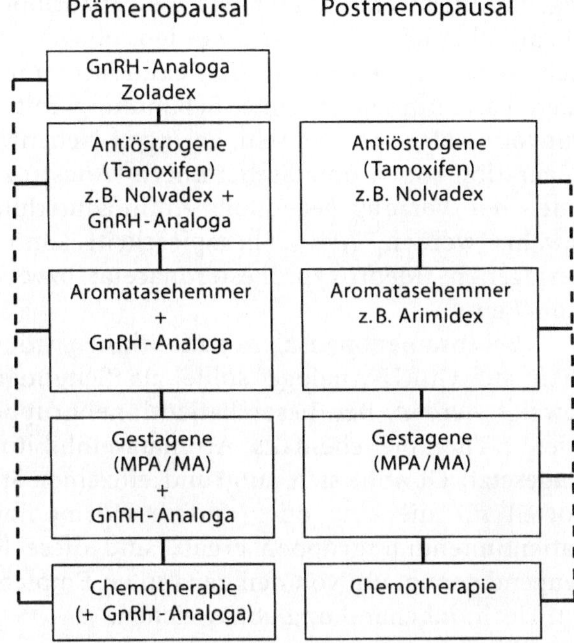

Objektive Ansprechraten einer endokrinen Therapie werden bei ca. 30% aller Patientinnen berichtet, wobei diese bei rezeptorpositiven Tumoren sogar 50–70% betragen können. Ansprechraten von etwa 25% können mit einer „Second-line-Hormontherapie" erzielt werden. Patientinnen ohne Ansprechen auf eine 1. Hormontherapie sprechen in unter 15% auf eine Hormontherapie 2. Wahl an. Die Ansprechraten für eine 3.-Wahl-Hormontherapie beträgt etwa noch 10–15%.

Für postmenopausale Patientinnen ist eine Behandlung mit Tamoxifen die Primärtherapie der Wahl. Bei prämenopausalen Patientinnen stellt heute statt einer Ovarektomie bzw. Radiomenolyse die Therapie mit GnRH-Analoga (z.B. Zoladex Depotpräparat mit 4wöchiger s.c.-Applikationsweise) die effektivste endokrine – und da grundsätzlich reversibel – auch günstigste Behandlungsform dar.

Bei erneuter Progression sollten Patientinnen einer 2. bzw. wiederholten Hormontherapie unterzogen werden, wenn sie auf die vorausgegangene angesprochen haben. Ähnlich kann man verfahren, wenn aufgrund der Tumor- und Patientinnencharakteristika angenommen werden kann, daß die Patientinnen von einer weiteren Hormontherapie profitieren werden, obwohl sie auf die 1. Therapie nicht angesprochen haben. Als Sekundärtherapie bei postmenopausalen Patientinnen ist eine Behandlung mit Aromatasehemmern sinnvoll. Aufgrund der sehr geringen Nebenwirkungen der neuen Generation von Aromatasehemmern (Anastrozol, Formestan) sollte ihnen der Vorrang gegenüber Aminoglutethimid und Gestagenen gewährt werden. Als 3. Therapieschritt kann sich die Gabe von Gestagenen (Medroxyprogesteronacetat bzw. Megestrolacetat) anschließen.

Bei prämenopausalen Patientinnen mit meßbarem Ansprechen auf GnRH-Analoga sollte als Sekundärtherapie Tamoxifen gewählt werden. Bei dieser Patientinnengruppe werden als 3. und/oder 4. Therapie ebenfalls Aromataseinhibitoren oder Gestagene eingesetzt. Obwohl sich aufgrund einzelner Studien ein möglicher Vorteil für die eine oder andere Hormontherapie bei gewissen Patientinnenuntergruppen ergab, sind diese Resultate nicht überzeugend genug, um von den genannten Empfehlungen zur sekundären Hormonbehandlung abzuweichen.

Ebensowenig gibt es derzeit Anhaltspunkte dafür, daß eine Kombination hormoneller Therapiemaßnahmen in der täglichen Praxis von Vorteil ist. Eine endgültige Bestätigung, ob in der Prämenopause primär eine Kombination von GnRH-Analoga und Tamoxifen bzw. ob sekundär zur Tamoxifentherapie GnRH-Analoga beibehalten werden sollen, steht noch aus. Es bedarf noch weiterer intensiver Untersuchungen, ob dies beispielsweise nur bei ossärer Metastasierung sinnvoll ist. Ebenso ist es noch unklar, ob bei prämenopausalen Frauen für alle Therapiesequenzen GnRH-Analoga stets beibehalten werden sollten.

Die Kombination von Chemo- und Hormontherapie ist in der täglichen klinischen Praxis nicht indiziert. Zukünftige Untersuchungen sollen sich mit der Frage der zeitlichen Abfolge vor Hormon- und Chemotherapie sowie von alternierenden Hormontherapien befassen.

Es gibt keine eindeutigen Anhaltspunkte für eine Dosis-Wirkungs-Beziehung bei einer Hormontherapie. Die heutigen Dosisempfehlungen sind in Tabelle 2 wiedergegeben.

Hinsichtlich der optimalen Dauer einer hormonellen Therapie hat sich weltweit die Fortsetzung bis zur Progression als Standardvorgehensweise etabliert. Bis heute liegen nicht genügend Daten vor,

Tabelle 2. Übliche Dosierung von Hormonpräparaten beim metastasierten Mammakarzinom

Tamoxifen	20–30 mg/Tag p.o.
Formestan	250 mg alle 2 Wochen i.m.
Anastrozol	1 mg/Tag p.o
Medroxyprogesteronacetat	300–500 mg/Tag p.o.
Megestrolacetat	160 mg/Tag p.o.
Goserelin	3,6 mg/alle 4 Wochen s.c.

welche die Beendigung der Therapie zu einem früheren Zeitpunkt rechtfertigen; auch hierzu sollten noch weitere Erfahrungen gesammelt werden.

Chemotherapie

Generell ist das Nichtansprechen auf eine Hormontherapie das Hauptkriterium für den Einsatz einer Chemotherapie. Insbesondere bei lebensbedrohlicher Erkrankung kann jedoch der primäre Einsatz von Chemotherapie indiziert sein. Zu dieser Gruppe können Patientinnen mit rasch progredienter viszeraler, insbesondere ausgedehnter hepatischer Metastasierung gehören. Es kann aber auch nicht ausgeschlossen werden, daß beispielsweise für ältere Frauen mit langsamem, symptomarmem Krankheitsverlauf der frühzeitige Einsatz einer aggressiven Chemotherapie eher schadet.

Möglicherweise gibt es bestimmte Untergruppen von Patientinnen, für die sich unter einer Chemotherapie eine Verlängerung der Überlebenszeit ergibt. Jedoch lassen sich derzeit diese Gruppen noch nicht exakt definieren.

Als Primärtherapie kann entweder eine Einzelsubstanz oder eine Wirkstoffkombination, die z.B. Cyclophosphamid, Methotrexat, 5-Fluorouracil, Epirubicin, Mitoxantron und Mitomycin C enthält, verabreicht werden. Bisher hat sich hinsichtlich des palliativen Effektes kein Vorteil für eine bestimmte Kombination ergeben. Ebensowenig wurde nachgewiesen, daß eine Kombination in allen Fällen einer Monotherapie überlegen ist.

Im allgemeinen haben sich mit Kombinationstherapien, die Anthrazykline enthalten, höhere Gesamtansprechraten erzielen lassen. Von manchen Ärzten wird daher – aufgrund der höheren Wahrscheinlichkeit eines Ansprechens – ein Therapieschema mit Anthrazyklinen bei Patientinnen mit aggressiver viszeraler Entwicklung bevorzugt.

Derzeit kann das optimale Dosierungs- und Applikationsschema für die meisten Chemotherapieregime noch nicht eindeutig festgelegt werden. Wir empfehlen deshalb den Einsatz einer Chemotherapie in der ursprünglich veröffentlichten Form, bis Daten aus kontrollierten klinischen Studien abweichende Applikationen oder andere Dosierungsschemata nahelegen. Ohne wichtigen Grund sollte außerhalb klinischer Studien die Dosis weder erhöht noch reduziert werden. Ebenso muß die Beziehung zwischen der Dosierung und dem Grad des Ansprechens auf Chemotherapie noch endgültig geklärt werden.

Die optimale Dauer einer Chemotherapie ist immer noch nicht bekannt. Die Empfehlungen gehen dahin, daß Patientinnen mindestens so lange behandelt werden, bis eine Linderung der Symptome zu verzeichnen ist. Man kann davon ausgehen, daß dies innerhalb der ersten 3 Therapiezyklen eintritt. Die Chemotherapie sollte aber auch nicht unbegrenzt fortgeführt werden. Die optimale Behandlungsdauer liegt sehr wahrscheinlich zwischen 6 und 12 Monaten.

Es liegen nur wenige Daten über die Behandlung von Patientinnen vor, deren Metastasen sich auf ein Chemotherapieschema refraktär verhielten. Eine weitere Chemotherapie ist nur bei einer geringen Anzahl von Patientinnen effektiv; wenn sie dennoch eingesetzt wird, dürften die möglichen Nebenwirkungen den potentiellen Nutzen nicht aufwiegen.

Vorausgegangene adjuvante Therapie

Wenn eine Patientin adjuvant vorbehandelt ist und zwischen Therapieende und Rückfall ein deutlicher zeitlicher Abstand (6–12 Monate) liegt, ist die Wahrscheinlichkeit eines Ansprechens auf nachfolgende Therapien ähnlich wie bei nicht vorbehandelten Patientinnen. Ist dagegen der zeitliche Abstand geringer, so ist die Wahrscheinlichkeit für ein Ansprechen ähnlich wie bei Patientinnen mit metastasierter Erkrankung und vorausgegangener Therapie. Die Mehrzahl unserer klinischen Beobachtungen bei Patientinnen mit metastasierter Erkrankung stammt aus einer Zeit, in der adjuvante Therapien noch nicht weit verbreitet waren. Aufgrund der kurzen Beobachtungszeit sind daher unsere Erfahrungen nur ungenügend abgesichert.

Neuere Medikamente bzw. Verfahren

Bei der Suche nach neuen und möglicherweise aktiveren Substanzen zur Behandlung des metastasierten Mammakarzinoms sollten diese Therapeutika im Idealfall an Patientinnen mit nur geringer oder gar keiner chemotherapeutischer Vorbehandlung geprüft werden, da bei stark vorbehandelten Patientinnen der Wirksamkeitsnachweis schwieriger zu erbringen ist. Die Effektivität sollte am besten bei Patientinnen mit progredientem, symptomarmem Krankheitsverlauf untersucht werden.

Hoffnungen werden zum gegenwärtigen Zeitpunkt in den Einsatz von Taxanen (Paclitaxel, Docetaxel) gesetzt. Diese Substanzen weisen auch bei anthrazyklinresistenten Tumoren eine gewisse Effektivität auf. Als Therapie der 3. oder 4. Wahl können aber auch mit diesen Medikamenten nur bei wenigen Patientinnen Tumorrückbildungen erzielt werden, so daß in Anbetracht der nicht unbeträchtlichen Toxizität eine strenge Indikationsstellung angezeigt ist.

Bezüglich der Antitumorwirkung dürfte die Situation für den neuen Antimetaboliten Gemcitabin vergleichbar sein, bei geringerem Nebenwirkungsspektrum.

Zur topischen Behandlung einer diffusen bzw. inflammatorischen Hautmetastasierung kann Miltefosin allein bzw. in Kombination mit einer systemischen Therapie zum Einsatz kommen.

Als Zusatztherapie können Biphosphonate bei Patientinnen mit schmerzhaften Knochenmetastasen zur Besserung der Knochenschmerzen und zur Verzögerung des Fortschreitens der Skelettmetastasierung eingesetzt werden. Dadurch ist es möglich, strahlentherapeutische oder chirurgisch interventionelle Maßnahmen zu reduzieren.

Auch die Hochdosischemotherapie mit anschließender Reinfusion von hämatopoetischen Stammzellen vermag nach dem derzeitigen Stand unseres Wissens bei Patientinnen mit metastasierter Erkrankung keine Heilung zu erzielen. Dieses experimentelle Therapieverfahren ist mit deutlich erhöhter Toxizität und potentieller Letalität behaftet und sollte ausschließlich in hochspezialisierten Einrichtungen durchgeführt werden.

Therapiestudien bei Mammakarzinomen in Deutschland

Die Vielzahl an Studiengruppen, wie z. B. AIO, AGO, IMA, GABG etc., als auch die große Zahl an Einzelkliniken, die sich in Deutschland mit der Therapie des Mammakarzinoms befassen, machen es unmöglich, in dem vorgegebenen Rahmen alle Studien vorzustellen. Die dargestellten Studien stellen somit nur eine Auswahl dar und erheben keinen Anspruch auf Vollständigkeit [9].

Adjuvante Therapiestudien

Grundlage für das Konzept der derzeitigen Studien der German Adjuvant Breast Cancer Group (GABG) stellen die Daten der Peto-Metaanalyse dar. Bis 1998 sollen ca. 5000 Patientinnen in 9 Teilstudien und 5 assoziierten Studien adjuvant therapiert werden. Eine Übersicht gibt Abb. 7.

Im Gegensatz zu den Konzepten der GABG-I-III-Studien gibt es in den neuen Protokollen keine postoperativ unbehandelten Patientinnen mehr. Wie sich aus den oben erwähnten Overviewergebnissen ableiten läßt, wird prinzipiell davon ausgegangen, daß jede Frau mit einem Mammakarzinom von einer adjuvanten Therapie einen Nutzen haben kann.

Die aktuellen Fragestellungen gehen daher mehr dahin, welche Art von Therapie bei welcher Patientin einen optimalen Effekt erzielt. Bei Polychemotherapieregimen läßt sich, wenn überhaupt, dann nur zwischen anthrazyklinhaltigen und nichtanthrazyklinhaltigen Schemata ein Wirkungsunterschied finden. Für endokrine Therapien liegen bisher nur zur Ovarektomie und zu Tamoxifen ausreichende Therapiedaten vor.

Insofern werden in den einzelnen Teilstudien folgende Vergleiche angestellt:

- Hat eine meist nebenwirkungsarme endokrine Therapie die gleiche Wirksamkeit wie eine Polychemotherapie? Hierzu werden prämenopausale Patientinnen mit hormonrezeptorpositiven Tumoren entweder mit einer üblichen CMF-Chemotherapie behandelt oder mit dem GnRH-Analogon Goserelin (Zoladex) über 2 Jahre, welches die Ovarialfunktion supprimiert. Patientinnen ohne Lymphknotenbefall erhalten nur 3 Zyklen, Patientinnen mit 1–9 positiven Lymphknoten 6 Zyklen CMF.

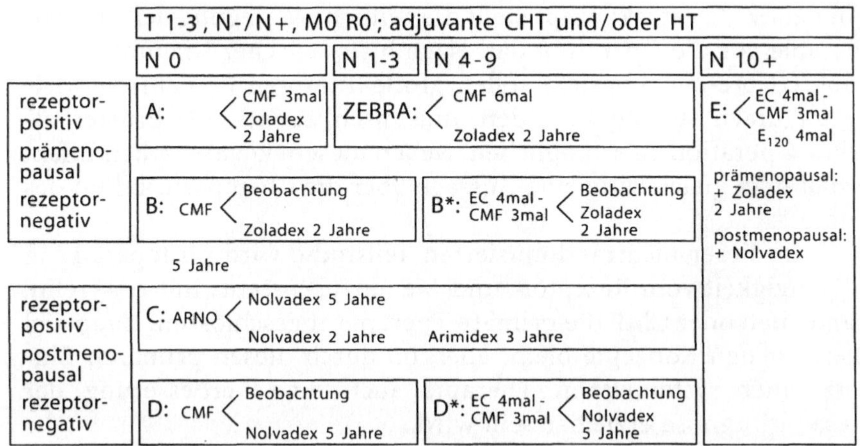

Abb. 7. GABG IV: Neue Therapiekonzepte

- Ist die Kombination einer Chemotherapie mit einer Hormontherapie einer alleinigen Chemotherapie überlegen? Hierzu werden Patientinnen mit 0–3 befallenen axillären Lymphknoten nach einer CMF-Chemotherapie beobachtet oder je nach Menopausenstatus mit Zoladex oder Nolvadex über 2 Jahre behandelt. Patientinnen mit 4–9 befallenen Lymphknoten werden zusätzlich, entsprechend der erhöhten Risikokonstellation, vor der CMF-Therapie mit 4 Zyklen EC behandelt. Diese sequentielle Aneinanderreihung von 2 unterschiedlichen Chemotherapien antizipiert eigentlich schon Ergebnisse der dritten Fragestellung:
- Kann durch den Einsatz nichtkreuzresistenter Medikamente eine Therapieresistenz – unabhängig ob primär oder sekundär entstanden – überwunden werden? Dies betrifft insbesondere Hochrisikopatientinnen mit mehr als 9 befallenen Lymphknoten, bei denen eine hochdosierte Epirubicintherapie (120 mg/m^2) über 4 Zyklen mit 4 Zyklen EC, gefolgt von 3 Zyklen CMF, verglichen wird. Anschließend werden prämenopausale Patientinnen mit Goserelin und postmenopausale Patientinnen mit Tamoxifen behandelt. Unter dem gleichen Aspekt werden postmenopausale Frauen mit weniger als 10 befallenen Lymphknoten und rezeptorpositiven Tumoren entweder nur 5 Jahre mit Nolvadex oder mit einer Sequenz Nolvadex (2 Jahre), gefolgt von Arimidex, über 3 Jahre behandelt.

Ein neues Therapiekonzept stellt die zeitliche Verlegung der Chemotherapie vor die Operation dar. Nach histologischer Diagnosesicherung („Core-cut-Biopsie“) sollen große Tumoren (>3 cm) verkleinert („down staging“) werden, um anschließend eine brusterhaltende Operation zu ermöglichen. Neben diesem kosmetischen Effekt erhält man gleichzeitig eine Aussage über die Chemosensibilität des Tumors.

In dieser nichtrandomisierten Teilstudie wird postoperativ in Abhängigkeit vom Rezeptor- und Menopausenstatus mit Goserelin, Tamoxifen oder CMF die primäre Therapie abgeschlossen. Hauptziel dieser neuen Konzepte bleibt aber, ob durch diesen primären Einsatz einer systemischen Therapie auch eine Verbesserung der Gesamtprognose erzielbar sein wird.

Neben diesen Kernstudien soll untersucht werden, ob sich durch den Effekt einer adjuvanten Therapie die Radikalität der Karzinomoperation reduzieren läßt oder auf eine Bestrahlung der Restbrust verzichtet werden kann. So wird bei Frauen über 70 Jahren bei klinisch unsuspekter Achselhöhle bezüglich der Lymphknotenausräumung randomisiert. Man erwartet, daß durch die 5jährige Tamoxifentherapie eine ebensogute lokoregionäre Tumorkontrolle wie durch einen traumatisierenden operativen Eingriff erzielt werden kann, der dann entfallen könnte (Studie in Kooperation mit der International Breast Cancer Study Group, IBCSG Nr. 10).

Bei Patientinnen mit besonders günstigen Prognosekriterien, d.h. älter als 45 Jahre, rezeptorpositivem Tumor mit einem Durchmesser <2 cm, keinem Anhalt für Lymphknoten- oder Fernmetastasen, nach brusterhaltender Operation wird zwischen einer alleinigen Beobachtung, Bestrahlung der Restbrust, Tamoxifentherapie über 2 Jahre und einer Kombination beider Therapien randomisiert (GBSG V-Studie).

Um den prädikativen Wert neuer molekularbiologischer Faktoren zu bestimmen, wurde eine Studie von München aus initiiert, in die nur Patientinnen eingeschlossen werden, deren Tumoren erhöhte Werte an Urokinaseplasminogenaktivator (uPA) aufweisen. Diese Patientinnen mit nodal negativen Tumoren erhalten postoperativ entweder eine CMF-Chemotherapie oder werden ohne adjuvante Therapie nur beobachtet.

Für Patientinnen mit mehr als 9 befallenen Lymphknoten hat derzeit ein gemeinsames internistisch-gynäkologisches Protokoll zu Hochdosischemotherapie mit Stammzellsupport begonnen (GABG und IMA-Studien). Die ersten Ergebnisse für die meisten dieser Studien dürfen aber frühestens in 5 Jahren zu erwarten sein.

Palliative Therapiestudien

Die systemische Therapie des fernmetastasierten bzw. rezidivierten Mammakarzinoms ist eine palliative Therapie, durch die bisher keine Lebensverlängerung erzielt werden konnte. Insofern ist es von besonderer Wichtigkeit, ob durch eine Polychemotherapie eine Verbesserung der Lebensqualität im Vergleich zu einer Monotherapie zu erreichen ist. Exemplarisch wird dies derzeit mit Mitoxantron im Vergleich zu CMF bzw. FEC untersucht.

Bei der Erprobung neuer Substanzen in der systemischen Therapie des Mammakarzinoms werden große Hoffnungen in die Taxane gesetzt. Paclitaxel hat seine Wirksamkeit auch bei anthrazyklinresistenten Tumoren bewiesen. Derzeit werden die Kombinationsmöglichkeiten, insbesondere mit Anthrazyklinen, erprobt. Myelosuppression und Mukositis sind dosislimitierend, aber zugleich stark vom Applikationsschema abhängig. Solange die optimale Kombination noch nicht feststeht, wird man noch den Vergleich mit einer (F)EC- bzw. (F)AC-Polychemotherapie abwarten. Docetaxel, ebenfalls ein Taxanderivat, zeigte bisher ebenfalls eine gute Wirksamkeit beim metastasierten Mammakarzinom mit Ansprechraten bis zu 60%. Die Dosierung liegt mit 100 mg/m^2 deutlich niedriger als beim Paclitaxel (175–225 mg/m^2), das Nebenwirkungsspektrum ist jedoch ebenfalls ausgeprägt (z.B. massive Ödeme). In der Phase-III-Studie wird Docetaxel als „First-line-Therapie" derzeit gegen Doxorubicin getestet.

Ein neuer Antimetabolit, Gemcitabin, zeichnet sich dagegen durch seine gute Verträglichkeit (mittelgradige Myelosuppression, geringe Übelkeit, grippeartige Beschwerden und Hautausschläge) aus. Als Monotherapie konnte bei teilweise vorbehandelten Patientinnen eine Ansprechrate von 25% erzielt werden. Derzeit wird Gemcitabin als 3wöchentliche Gabe innerhalb von 4 Wochen mit einer Dosis von 1000–1250 mg/m^2 verabreicht.

Eine Kombination von Zytostatika mit einer Immuntherapie wird bei Patientinnen mit Tumoren, die eine erhöhte Expression des Onkogens HER 2/neu aufweisen, erprobt. Nach vielversprechenden Ergebnissen der Phase II wird derzeit die alleinige Gabe von Doxorubicin mit einer Kombination von Doxorubicin und einem Antikörper gegen HER 2/neu verglichen.

Auch auf hormoneller Ebene sind neue Substanzen in der klinischen Erprobung. Das Tamoxifenderivat Droloxifen (4-OH-Tamoxifen) stellt den aktiven Metaboliten von Tamoxifen dar und weist eine höhere Affinität zum Östrogenrezeptor auf. In Phase-II-Studien wurden bei unvorbehandelten postmenopausalen Patientinnen Ansprechraten zwischen 30 und 40% gefunden:

Eine Standarddosierung ist noch nicht festgelegt, wird aber zwischen 40 und 100 mg/Tag angenommen. Eine Vergleichsstudie zu Tamoxifen hat begonnen. Über den Stellenwert reiner Antiöstrogene liegen derzeit noch zu wenig klinische Daten vor; in präklinischen Untersuchungen weisen sich diese Substanzen jedoch durch eine deutlich geringere Resistenzbildung aus. Zu der Klasse der selektiven Östrogenrezeptormodulatoren (SERM) gehören neben Tamoxifen z. B. Raloxifen. Diese neue Substanz weist sich durch eine deutliche antiöstrogene Wirkung am Endometrium bei gleichbleibend östrogener Wirkung am Skelett- und kardiovaskulärem System aus. Leitet man hieraus ein im Vergleich zu Tamoxifen geringeres Endometriumkarzinomrisiko ab, käme ein Einsatz in der Prävention des Mammakarzinoms in Frage.

Interessant ist auch der Einsatz von Antigestagenen beim Mammakarzinom. Onapriston wurde in einer Phase-II-Studie mit 90 postmenopausalen Patientinnen im metastasierten Stadium erprobt. Bei guter Verträglichkeit konnten jedoch nur Ansprechraten bei 10%, jedoch ein Krankheitsstillstand bei 42% erreicht werden.

Viele dieser neuen Substanzen werden keine wesentlich besseren Ansprechraten oder sogar eine Verlängerung der Überlebenszeit bringen, sie werden aber, aufgrund ihrer zunehmend besseren Verträglichkeit, die Zeit ohne Symptome und Toxizität (TWIST = „time without symptoms and toxicity") verlängern können.

Übertragbarkeit von Studienergebnissen auf die tägliche Praxis

Jede Standardtherapie sollte auf der Grundlage von Ergebnissen aus randomisierten klinischen Studien erfolgen. Untergruppenanalysen, insbesondere retrospektiv durchgeführt, müssen mit Vorsicht betrachtet und erst in prospektiven, kontrollierten klinischen Studien bestätigt werden, bevor sie in der täglichen Praxis umgesetzt werden. Da sich die Therapie des Mammakarzinoms im ständigen Fluß befindet, sollte immer eine gute Zusammenarbeit zwischen Niedergelassenen und Zentren bestehen, so daß jederzeit der Rat eines Spezialisten eingeholt werden kann.

Literatur

1. Diel IJ, Kaufmann M, Görner R, Costa SD, Kaul G, Bastert G (1992) Detection of tumor cells in bone marrow of patients with primary breast cancer: A prognostic factor for distant metastasis. J Clin Oncol 10: 1534–1539
2. Early Breast Cancer Trialists' Collaborative Group (1992) Systemic treatment of early breast cancer by hormonal, cytotoxic, or immune therapy. 133 randomised trials involving 31000 recurrences and 24000 deaths among 75000 women. Lancet 339: 1–15; 339: 71–85
3. Goldhirsch WC, Wood HJ, Senn JH, Glick RD, Gelber (1995) Meeting highlights: International consensus panel on the treatment of primary breast cancer. J Natl Cancer Inst 87: 1441–1445
4. Kaufmann M, Minckwitz G v (1996) Das primäre Mammakarzinom - Therapievorschläge und aktuelle Aspekte der adjuvanten systemischen Therapie. Dtsch Ärzteblatt 93: 755-758
5. Kaufmann M, Henderson IC, Enghofer E (eds) (1989) Therapeutic development in cancer therapy. Therapeutic management of metastatic breast cancer. Consensus statement. De Gruyter, Berlin New York, pp. 80–88
6. Kaufmann M, Jonat W, Abel U et al. (1993) Adjuvant randomized trials of doxorubicin/cyclophosphamide versus doxorubicin/cyclophosphamide/tamoxifen and CMF-chemotherapy versus tamoxifen in women with node-positive breast cancer. J Clin Oncol 11: 454–460
7. Kaufmann M, Jonat W, Abel U et al. for the GABG (Gynecological Adjuvant Breast Group) (1993) GABG I Adjuvant trials for node positive breast cancer: 10 years analysis of tamoxifen (Tam) or chemotherapy alone or chemo-Tam-combination (abstr 7). Int. Conf. Adj. Therapy of Cancer. Tucson/AZ, 10–13.3. 1993
8. Kaufmann M, Jonat W, Maass H, Possinger K, Hossfeld DK (1995) Vorschläge zur Therapie von Patientinnen mit metastasiertem Mammakarzinom. Dtsch Ärztebl 92: A 2189–2192
9. Minckwitz G v, Kaufmann M (1995) Studien beim Mammakarzinom. Onkologe 1: 233–236
10. Minckwitz G v, Kaufmann M, Dobberstein S, Grischke EM, Diel IJ (1995) Surgical procedure can explain varying influence of menstrual cycle on prognosis of premenopausal breast cancer patients. Breast 4: 29–32

9. [illegible] Das primäre Mammakarzinom [illegible]
10. [illegible]

Future Developments in Adjuvant and Palliative Systemic Endocrine Therapies

M. Baum

Introduction

The World Overview of adjuvant trials for early breast cancer published in the *Lancet* in January 1992 (Early Breast Cancer Trialists' Collaborative Group 1992) provided us with secure data to allow the rational employment of adjuvant systemic chemotherapy and endocrine therapy. The World Overview also set the agenda for the next decade of clinical trials in the management of early breast cancer. A whole raft of new questions has been defined concerning the role of endocrine manipulation in both pre- and post-menopausal women.

Adjuvant Endocrine Therapy in Pre-menopausal Women

The new question concerning endocrine manipulation in the management of pre-menopausal primary breast cancer are very complex. The World Overview suggested that the benefits of both adjuvant chemotherapy or ovarian suppression were of the same order of magnitude. This observation has fuelled the continuing debate concerning the mechanism of action of adjuvant chemotherapy in pre-menopausal women which may in part be due to an indirect chemical ovarian suppression. There was also a suggestion from indirect comparisons that combining these two modalities of treatment might produce a summation of effects. The early trials of ovarian suppression were conducted over 15 years ago and involved either surgical castration or the induction of irradiation menopause. In the last few years a new class of compound has been developed which can produce a reversible chemical ovarian suppression. These are the gonadotrophin-releasing hormone (GnRH) agonists. Pharmacokinetic studies of this class of compound demonstrate that after an initial surge in endogenous oestradiol levels, these then rapidly fall to castrate levels which return to normal on withdrawal or exhaustion of the drug (Nicholson et al. 1985). The theoretical advantage of this approach over a permanent ovarian suppression might be the avoidance of the long-term complications of osteoporosis or ischaemic heart disease that can be expected following castration. In addition, the younger pre-menopausal woman might still wish to retain the potential of a pregnancy after a period of disease-free survival once her primary and systemic therapy is complete. For these reasons current trials are investigating the benefits of GnRH agonists (e.g., Zoladex, Zeneca) either by direct head-on comparison with an adjuvant chemotherapy regimen such as CMF or in trials comparing chemotherapy alone versus chemotherapy and ovarian suppression. The recruitment into these trials is close to completion. For example, a large European consortium including the Cancer Research Campaign group in the United Kingdom, a group based in Brussels and a Scandinavian group based in Stockholm, Linkopping and Oslo have between them already recruited over 2000 patients, sufficient to address the main effect question. In addition, the power of this combined study will allow a search for qualitative or quantitative interactions between ovarian suppression and the presence or absence of oestrogen receptors (ER) in the primary tumour.

Adjuvant Endocrine Therapy in Post-Menopausal Women

The dominant question for the post-menopausal group of women concerns the optimum duration of adjuvant tamoxifen. Prior assumptions by many clinical oncologists that tamoxifen is a cytostatic rather than cytocidal agent suggested that it should be prescribed indefinitely until relapse rather than for a set period of time. However, in the World Overview the average exposure to adjuvant tamoxifen was approximately two years (Early Breast Cancer Trialists' Collaborative Group 1992). Yet, on withdrawing the tamoxifen there was no evidence of a rebound effect and the survival curves continue to diverge out to 10 years. Furthermore, chronic exposure to tamoxifen might contribute to the development of tamoxifen-dependent mutant variants of breast cancer cells (Jordan 1994). Finally, the recently reported increased incidence of endometrial cancer which might be related to dose intensity and duration of tamoxifen must be a concern (Jordan and Morrow 1994). A number of trials are addressing this question worldwide and the Cancer Research Campaign trial in the United Kingdom is probably the largest of its kind. The design of this trial is simplicity itself. All women with operable breast cancer over the age of 50 are eligible. Primary therapy with surgery, radiotherapy or cytotoxic drugs is not defined in the protocol. The patients are all started on adjuvant tamoxifen 20 mg daily and then registered with the trial centre. Randomisation occurs amongst event-free survivors at 2 years to either stop the drug or continue for a further 3 years, making an aggregate of 5 years. To detect a 6% difference in survival at 5 years (67% versus 73%) with 95% power, 3000 patients are required. Allowing for relapse in the first 2 years, we set a target for registration of approximately 5000 patients. The interim results of this trial are being prepared in anticipation of the World Overview which will collect all the data from the duration trials for their meeting in September 1995. For the trials 6053 patients have been registered and 2926 patients randomised. Of these, 1684 patients have either relapsed within the first 2 years or refused randomisation. The median size of the tumours was 2 cm and 39% in each group were node positive. The median duration of follow-up after randomisation is 2 years and the maximum follow-up 7,7 years. Although the intention is to compare 2 years of tamoxifen versus 5 years, for the purpose of this interim analysis, the median duration of therapy in the longer duration group is 3,5 years and therefore represents a diluted test for the benefit of extending treatment beyond the conventional 2-year period. There have been 196 (14,7%) events post-randomisation in the 2-year group and 159 events (11,9%) in those randomised to continue tamoxifen for an additional 3 years. So far 111 patients have died in the shorter duration group and 98 in the longer duration. The event-free survival using a log rank analysis demonstrates a relative risk of 0,93 (0,85–0,99) $p = 0{,}03$. Of particular interest is the event rate in the first year post-randomisation which reaches 9,2% in the 2-year group versus 6,1% in those patients continuing on tamoxifen. It is too early to make firm recommendations and premature stopping of this or similar trials could ultimately lead to a dilution of effect for the definitive result. Indirectly, this could be a criticism of the overview process which will be analysing trials that are still open to recruitment, yet at the same time, even a modest 7% additional reduction in the relative risk of relapse might be considered humanly worthwhile on the assumption that the longer duration of tamoxifen is *not* associated with an excess of adverse events.

It is in the interest of all patients that trials of tamoxifen duration are able to recruit sufficient numbers to ensure that cost-benefit analyses can be addressed with statistical confidence and that when armed with these data women can be allowed a rational and informed choice (Tripathy 1994).

When tamoxifen (Nolvadex) was originally developed it was thought to be an anti-oestrogen. Over the last 10 years or so we have learnt much of interest about this enigmatic compound. It is now perceived as an attenuated oestrogen whose mechanism of action is very complicated and only in part mediated by classical receptor mechanisms. For that reason a lot of interest is currently being expressed in a new class of oral aromatase inhibitors (AI). In post-menopausal women a background level of endogenous oestradiol at approximately 30 pmol/l is synthesised in the adipose tissue dependent on the enzyme aromatase. A new class of AI are very specific and non-toxic and do not require the additional support of corticosteroids as with aminoglutethimide. These can now be delivered orally reducing oestradiol levels in post-menopausal women to values below the threshold of detection, thus making them ideal candidates for adjuvant studies. There is considerable debate whether the oral AI will be equivalent in its action to tamoxifen or possibly additive or synergistic. The Cancer Research Campaign Breast Group is likely to launch a new trial involving an oral aromatase inhibitor in the last quarter of 1995. We initially assumed a design in which patients would be randomised following optimal primary treatment to either tamoxifen alone or tamoxifen plus an aromatase inhibitor. However, this design could have been criticised on a number of points. If the combined therapy group showed enhanced relapse-free survival or overall survival compared with the tamoxifen alone group, we would not be able to discern whether the advantage was due to the combination of the two drugs or whether the AI alone produced the additional advantage.

In contrast, if no additional benefit was demonstrated in the combination arm, that design would not allow us to discover whether the AI was equivalent in its effect without being additive and whether or not it had fewer acute and long-term side-effects. Therefore, a two-arm design could result in a useful compound being rejected from clinical practice because of the inadequacy of the trial design. We therefore decided to go for a scientific design which addresses both the real clinical issues as well as the biological hypotheses. Patients will receive whatever local therapy is deemed most appropriate for the management of the primary tumour which could also include adjuvant chemotherapy. Randomisation of patients following informed consent would be to tamoxifen alone, Arimidex (oral aromatase inhibitor, Zeneca) alone, or to tamoxifen plus Arimidex. The duration of tamoxifen and indirectly the duration of Arimidex will be determined by the results of the World Overview and the eligibility criteria for the patients will be simplicity itself where all patients with invasive breast cancer who are post-menopausal (more than 50) will be eligible providing the individual clinician accepts the uncertainty principle.

This trial is also something of a departure from convention as we are taking the new drug rapidly into phase 3 adjuvant studies now that phase 1 and 2 trials are complete in patients with advanced disease. The logical reasons for this have more or less been stated in this paper. It is my firmly held opinion that advanced breast cancer is a poor model for selecting effective adjuvant systemic therapy in the early stages of disease. This relates to the concept of dynamic equilibrium of occult metastases at the time of diagnosis which is described later in this paper.

Finally, a new class of compound has just been reported which may have a role in the adjuvant treatment of early breast cancer amongst pre- and post-menopausal women. This is a specific anti-oestrogen (ICI 182,780) (Wakeling et al. 1991). Amongst the possible reasons for resistance to tamoxifen are that the cancer may be reacting to it as an agonist in post-menopausal women or because the central effect in pre-menopausal women elevates endogenous oestradiol to compete with tamoxifen for the limited number of unoccupied oestrogen receptors. For this reason Zeneca have developed a new compound which is a pure anti-oestrogen and has been shown to have no agonist activity in animal studies. A recent paper (De Friend et al. 1993) has demonstrated the activity of ICI 182,780 amongst a group of patients with metastatic breast cancer resistant to tamoxifen. There were 37% partial responders and 32% with previously progressive disease that remain static. Future trials might involve ICI 182,780 alone or in combination with tamoxifen in both pre- and post-menopausal women. The major limitations for using this agent as an adjuvant long-term is it still requires a monthly intramuscular injection. As a pure anti-oestrogen, ICI 182,780 may have greater intrinsic anti-tumour efficacy than tamoxifen when employed as a first-line adjuvant. However, it is uncertain whether the agonist activity of tamoxifen compromises its overall specific tumour suppressive effects, and loss of an agonist component may sacrifice incidental benefits of ‚impure' anti-oestrogens upon the cardiovascular system and bone. Furthermore, certain additional ER independent mechanisms of action of tamoxifen (see below) may depend upon the triphenylbutene core which is not possessed by ICI 182,780, an oestradiol derivative. Other triphenylethylenes such as idoxifene, with selective attenuation of agonist properties may offer more promise, especially in the field of chemoprevention (Chander et al. 1991).

Hormone Replacement Therapy

Hormone replacement therapy for women on treatment for early breast cancer has to be considered a form of adjuvant endocrine therapy if only because its prime objective is to improve quality of life (QOL). It has long been assumed that hormone replacement therapy (HRT) is contra-indicated in women who have had treatment for early breast cancer (Steinberg et al. 1991). The risk of oestrogens promoting the growth of occult malignant cells has been the primary concern of doctors advising breast cancer patients with menopausal symptoms. However, many such patients will have poor quality of life suffering from intolerable hot flushes, depression, vaginal dryness and other symptoms associated with oestrogen deficiency. These symptoms, common enough in the normal population, are exacerbated amongst women treated for early breast cancer with tamoxifen, chemotherapy and ovarian suppression. There is no doubt that HRT can improve QOL amongst such women and many patients in our own clinic are provided oestrogen-replacement therapy on an ad hoc basis because the real benefits might outweigh the theoretical hazards. As yet, there has never been a properly controlled randomised study looking at the outcome of breast cancer amongst women on or off HRT. It is difficult to speculate what effect this treatment will have on disease-free and overall survival as one can marshall theoretical arguments on both sides of this debate. Furthermore, even if there is a modest excess of cause-specific mortality with oestrogen-replacement therapy, this could be offset with a reduction in mortality from ischaemic heart disease and osteoporosis. For these reasons, a feasibility study has been launched at the Royal Marsden Hospital with full ethical approval and we hope that this will be taken forward into a large pragmatic trial under the auspices of the United Kingdom Coordinating Committee for Cancer Research. Other groups around the world have arrived at similar conclusions. At our own centre we have established a consumers advisory group of women with some experience of breast cancer, either themselves or immediate family, who recognise the importance of this question and are helping in the design of the trial and the production of the patient information leaflets. We are encouraged so far by the fact that of the first 60 patients approached only 20 have accepted randomisation.

Alternative Mechanisms of Action for Tamoxifen: Can These Be Exploited in the Future?

When the European groups set out to test the hypothesis that adjuvant tamoxifen might prolong disease-free and overall survival, their control groups were untreated and the results from these trials are described as unconfounded. In contrast, in the United States the control treatment was polychemotherapy and the effect of tamoxifen was judged against this background. These trials can be described as confounded and have generated materially different qualitative and quantitative results. One of the flaws in the overview mechanism is to pool these two groups of trials. If separated it is possible to judge that tamoxifen has a similar effect in ER positive and ER negative cases producing twice the benefit of adjuvant chemotherapy in the post-menopausal group (Early Breast Cancer Trialists' Collaborative Group 1992). If one looks upon tamoxifen as an anti-oestrogen, then conceptually it is difficult to believe that it can be of any value in ER negative cases, yet our modern understanding of the mechanism of action of tamoxifen would suggest such an effect is entirely plausible (Nolvadex Adjuvant Trial Organisation 1987). Tamoxifen can mediate its tumour suppressive activity upon malignant breast epithelial cells indirectly by modulation of both local and systemic levels cytokines (Colletta et al. 1994). Thus the production of the potent epithelial inhibitory growth factor, transforming growth factor-β(TGF-β) by breast tumour fibroblasts is stimulated by tamoxifen both in vivo (Butta et al. 1992) and in vitro (Bernson et al. 1993). This locally induced TGF-β can act in a negative paracrine manner upon breast carcinoma cells irrespective of their ER status. Conversely, adjuvant tamoxifen therapy is associated with a 30% reduction in circulating levels of insulin-like growth factor-I (IGF-I), a stimulatory growth factor which is a potent mitogen for breast cancer cells (Myall et al. 1984; Cullen et al. 1992). This effect is mediated via the pituitary gland and modulation of growth hormone levels. In a rat model, tamoxifen can reduce expression of IGF-I in tissues which are targets for breast cancer metastases (Huynh et al. 1993). Moreover, this effect is partly independent of pituitary function, and the modulation of IGF-I expression occurs in the stromal compartment of tissues. Thus tamoxifen can influence both positive and negative paracrine loops by direct effects upon stromal cells, which do not possess any ER protein (Cullen et al. 1992). It is interesting to speculate on how many women have been denied the benefits of adjuvant tamoxifen based on conceptual rationalisation rather than a sophisticated analysis of the clinical trials data. Once can speculate therefore that a new class of „designer drugs“ could be developed that exploit these mechanisms of action discovered serendipitously with the advent of the triphenylethyline compounds.

New Thoughts on the Future Role of Endocrine Manipulation in the Management of Early Breast Cancer

Do occult metastases exist in a state of dynamic equilibrium? Until quite recently the majority of oncologists in the world had formulated their policies on the unfounded assumption that chemotherapy would have a greater and more lasting benefit than endocrine therapy in the management of early breast cancer. I suspect that this confidence was based on two factors: Firstly, that in the management of advanced breast cancer you can expect more than twice the number of objective responses with chemotherapy than with endocrine therapy, and secondly, the assumption that chemotherapy would be unselective in its activity whereas endocrine therapy would only benefit the minority, say 30% determined by the level of oestrogen receptor expressed. At long last we are all waking up to the limitations of chemotherapy, particularly as there has never been a trial that convincingly demonstrates that chemotherapy contributes to significantly longer survival compared with simpler endocrine manoeuvres in patients presenting with metastatic disease. Also, as we become more sophisticated in studying mechanisms of endocrine response and endocrine resistance, we now recognise that there is perhaps a greater potential for successful endocrine manipulation than we may have believed in the past. We can add to that the intriguing possibility that the endogenous endocrine milieu at the time of surgery could have a profound effect on survival. For example there is an increasing body of data which supports the view that the timing of surgery within the menstrual cycle affects the long-term prognosis of premenopausal women with operable breast cancer and the magnitude of this benefit might exceed that achieved by any current adjuvant regimen (Fentiman and Gregory 1994). It has been suggested by the Guy's group that this effect is mediated by the variation in cohesiveness of the primary tumour cells at the time of surgery so that surgical manipulation itself could release viable clonogenic cells into the circulation if operating at the time of unopposed oestrogen rather than the luteal phase of the menstrual cycle (Badwe et al. 1994). I believe that this is a somewhat naive explanation for what may indeed be a real effect. Unopposed oestrogen per se may be less important than changes in systemic levels of cytokines such as IGF-I, whose levels could be linked to the menstrual cycle via pituitary function and growth hormone levels.

A further plank in the argument that the endocrine milieu at the time of surgery can influence outcome comes from the results of the trials of mammographic screening. There is a very clear dichotomy here whereby post-menopausal women enjoy a 25%–30% reduction in the risk of breast cancer deaths as a result of population screening, whereas pre-menopausal women so far have not been

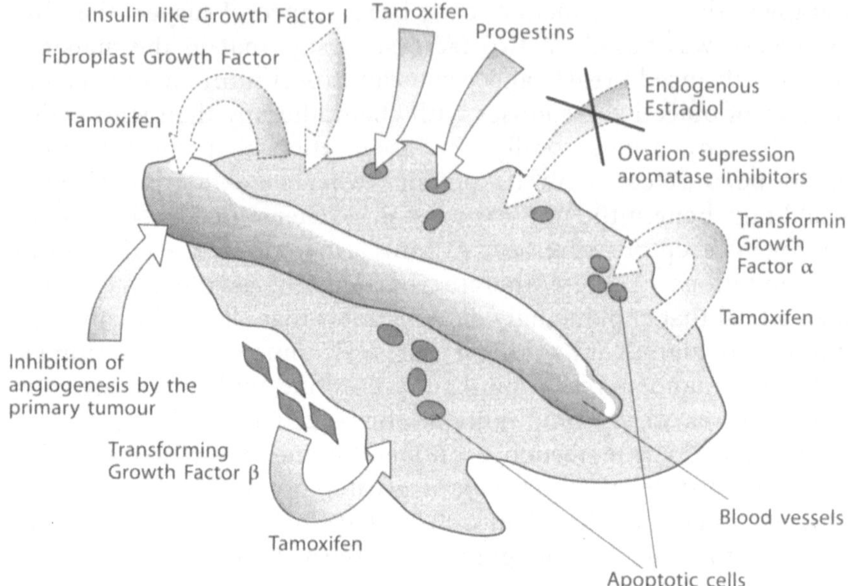

Fig. 1. Theoretical advantages of primary endocrine treatment on the dynamic equilibrium of micro metastases

shown to benefit, at least in the first 7 years of follow-up of these trials. In fact close study of the breast cancer mortality rates in the trials of pre-menopausal women show a close to significant excess in the screen group for the first 7 years with a modest advantage which doesn't reach significance in the later years. It could be assumed that by chance alone two thirds of the patients undergoing surgery for breast cancer in their pre-menopausal years will have the operation performed in the follicular phase of the menstrual cycle of unopposed oestrogen and only one third during the luteal phase, so any potential benefit of early detection of the disease which could produce a 25% relative risk reduction is wiped out by the excess risk of dying as a result of surgery in the unfavourable phase of the menstrual cycle. However, the longer these women are followed up in the trials, the more likely they are to pass a natural menopause, and enjoy the same order of benefit as their post-menopausal sisters (Tabar et al. 1995).

I am rather persuaded by the arguments of Fisher et al. (1989), lately supported by the elegant experimental data from Judah Folkman's group that micrometastatic foci pre-exist in all cases as complex organisms in a state of dynamic equilibrium (Folkman 1995). The act of surgery itself is far from biologically neutral and the removal of the tumour bulk, together with the timing of its removal could perturb a variety of homeostatic mechanisms (Fig. 1). This could destroy the dynamic equilibrium, activate angiogenesis, and kick-start these potential secondaries into a growth cycle whereby proliferation exceeds apoptosis and the increasing tumour volume is sustained without central necrosis by the induction of a malignant microvasculature (Folkman 1994). The limit of tumour growth without new blood vessel formation is approximately 1 million cells, and further growth is dependent upon angiogenesis (Folkman 1990). Cancer cells produce and secrete angiogenic factors which stimulate new vessel growth from normally quiescent capillaries. Fibroblast growth factor (FGF) is a potent angiogenic factor, and when the gene coding for this (FGF-4) is transfected into MCF-7 cells, these become hormone independent and can form tumours in nude mice in the absence of oestrogen (Lippman 1994). There is a correlation between survival and microvessel density of tumours (Weidner et al. 1991; Horak and Harris 1992), and so could the ‚conversation' between cancer cells and endothelial cells be interrupted? Would it be possible to abort the angiogenic kick-start which destroys the dynamic equilibrium? One approach is to employ antibodies against FGF (Hori et al. 1991) or peptide antagonists for FGF and vascular endothelial growth factor (VEGF) receptors such as pentosan polysulphate (Lippman 1994). These could be used as an adjunct in adjuvant schedules where potential synergistic interactions may occur (e.g., tamoxifen induces TGF-β which is also a potent inhibitor of endothelial cells (Shultz and Grant 1991), and tamoxifen has been reported to inhibit angiogenesis in a chick chorio-allantoic membrane model, Gagliardi and Collins 1993). In theory therefore, the cascade of events that favours the outgrowth of pre-existing micrometastases by the act of surgery could be inhibited by priming the host with oestrogen antagonists, progestins or anti-angiogenic factors before the time of surgery. I find it surprising that so much emphasis has been placed on primary (neoadjuvant) chemotherapy when the biological underpinning for such an approach is so poor. I would have much more confidence in the outcome of primary endocrine therapy for the reasons explained above.

At The Royal Marsden Hospital in London we are piloting a study of primary adjuvant tamoxifen and in the longer term, The Cancer Research Campaign Group will probably conduct trials on a large scale comparing primary tamoxifen with or without aromatase inhibitors with a control group receiving conventionally timed medical therapy.

Conclusions

This elegantly simple approach, based on a sound understanding of the cell and molecular biology of ‚dormant' metastases has a greater potential for improving length and quality of life than the expensive, complex and potentially lethal approach of high dose chemotherapy.

Acknowledgements. I wish to acknowledge the advice and help of Mr. J.R. Benson, MA, FRCS, in preparing some of the more biologically esoteric sections of this paper. I also wish to acknowledge the continuing financial support of the Cancer Research Campaign for the clinical studies described in the text and Zeneca for their generous supplies of Nolvadex, Zoladex and Arimidex which are both therapeutic agents and „cellular probes".

References

Badwe RA, Gregory WM, Cahudary MA et al (1994) Timing of surgery during menstrual cycle and survival of premenopausal women with operable breast cancer. Lancet 1: 1261–1264

Benson JR, Wakefield LM, Sporn MB et al (1993) Secretion of TGFβ isoforms by primary cultures of human breast tumour fibroblasts in vitro and their modulation by tamoxifen (Abstr). Breast Cancer Res Treat 27: (1/2): 163

Butta A, Maclennan K, Flanders KC, Sacks NPM, Smith I, Mackinna A, Dowsett M, Wakefield LM, Sporn MB, Colletta AA (1992) Induction of transforming growth factor beta$_1$ in human breast cancer in vivo following tamoxifen treatment. Cancer Res 52: 4261–4264

Chander SK, McCague R, Luqmani Y, Newton C, Dowsett M, Jarman M, Coombes RC (1991) Pyrrolidino-4-iodotamoxifen and 4-Iodotamoxifen. New analogues of the antiestrogen Tamoxifen for the treatment of breast cancer. Cancer Res 51: 5851–5955

Colletta AA, Benson JR, Baum M (1994) Alternate mechanisms of action of anti-oestrogens. Breast Cancer Res Treatment 31: 5–9

Cullen KJ, Lippmann ME, Chow D, Hill S, Rosen N, Zwiebel JA (1992) Insulin-like growth factor-II over-expression in MCF-7 cells induces phenotypic changes associated with malignant progression. Mol Endocrinol (Oxf) 6: 91–100

DeFriend D, Blamey RE, Robertson JF, Walton P, Howell A (1993) Response to the pure anti-oestrogen ICI 182,780 after Tamoxifen failure in advanced breast cancer (Abst). Breast Cancer Res Treat 27 (1/2): 136

Early Breast Cancer Trialists' Collaborative Group (1992) Systemic treatment of early breast cancer by hormonal, cytotoxic, or immune therapy. 133 randomised trials involving 31000 recurrences and 24000 deaths among 75000 women. *Lancet* 339: (8784): 1–15; 339 (8785): 71–85

Fentiman IS, Gregory WM (1994) Peri-operative hormones and prognosis in breast cancer. Eur J Cancer 30A (12): 1892–1894

Fisher B, Gunduz N, Coyle J (1989) Presence of a growth-stimulating factor in serum following primary tumour removal in mice. Cancer Res 49: 1996–2001

Folkman J: Angiogenesis in cancer, vascular, rheumatoid and other disease. *Nature Medicine* 1; 1: pp 27, 1995

Folkman J: Tumor angiogenesis. In: Mendelsohn J, Howley P, Liotta L, Israel M, eds. *The Molecular Basis of Cancer*, W B Saunders Company, Philadelphia, in press (1994)

Folkman J: What is the evidence that tumours are angiogenesis dependent? *JNCI* 82: 4-6, 1990

Folkman J: What is the evidence that tumours are angiogenesis dependent? *JNCI* 82: 4-6, 1990.

Gagliardi A, Collins DC (1993) Inhibition of angiogenesis by anti-oestrogens. Cancer Res 53: 533–535

Horak E, Harris AL: Angiogenesis, assessed by platelet/endothelial cell adhesion molecule antibodies, as indicator of node metastases and survival in breast cancer. *The Lancet* 340: 1120–1124, 1992

Hori A, Sasada R, Matsutani E et al: Suppression of solid tumour growth by immuno-neutralising monoclonal antibody against fibroblasts growth factor. *Cancer Res* 51: 6180–6184, 1991

Huynh HT, Tetenes E, Wallace L, Pollack M (1993) In vivo inhibition of Insulin-like growth factor I gene expression by tamoxifen. Cancer Res 53: 1727–1730

Jordan VC (ed) (1994) Long-term Tamoxifen therapy for breast cancer. University of Wisconsin Press, Madison

Jordan VC, Morrow M (1994) Should clinicians be concerned about the carcinogenic potential of Tamoxifen? Eur J Cancer 30 (11): 1714–1721

Lippman ME. New Approaches in Diagnosing and Treating Breast Cancer Conference organised by Cambridge Healthtech Institute. Philadelphia November 1994

Myall Y, Shiu RPC, Bhaumick, B, (1984) Receptor binding and growth promoting activity of insulin-like growth factors in human breast cancer cells (T47D) in culture. Cancer Res 44: 5486–5490

Nicholson RI, Walker KJ, Turkes A et al (1985) Endocrinological and clinical aspects of LHRH action (ICI 118630) in hormone dependent breast cancer. J Steroid Biochem 23: 843–847

Nolvadex Adjuvant Trial Organisation (1987) Controlled trial of tamoxifen as a single adjuvant agent in the management of early breast cancer. Br J Cancer 54: 608–611

Shultz GS and Grant MB: Neovascular growth factors. *Eye (London)* 5: 178–180, 1991

Steinberg KK, Thacker SB et al (1991) Meta-analysis of the effect of oestrogen replacement therapy on risk of breast cancer. JAMA 265: 1985–1990

Tabar L, Fagerberg G, Hsiu-Hsi Chen et al (1995) Efficacy of breast cancer screening by age. New results from the swedish two-country trial. Cancer 75 (10): 2507–2517

Tripathy D (1994) How long should adjuvant Tamoxifen be continued? Oncology 8 (10): 25–30

Wakeling AE, Dukes M. Bowler J (1991) A potent specific pure anti-oestrogen with clinical potential. Cancer Res 51: 3867–3873

Weidner N, Semple JP, Welch WR and Folkman J: Tumour angiogenesis and metastasis – correlation in invasive breast carcinoma. *NEJM* 324: 1–8 1991

Ideen werden Wirklichkeit

D. Alt, C.-R. Schmidt

100 Jahre endokrine Therapie des Brustkrebses sind für ein forschendes Unternehmen, das vor 30 Jahren weltweit das erste Antiöstrogen zur Behandlung des Mammakarzinoms entwickelt hat, ein willkommener Anlaß, nicht nur zurückzublicken, sondern auch gegenwärtige und zukünftige Therapiemöglichkeiten zu beleuchten.

Das pharmazeutische Unternehmen Zeneca, das vor kurzem sein 50-jähriges Bestehen in Deutschland feierte, gehört zu den 20 größten Pharmaunternehmen der Welt. Es ist 1993 aus der Teilung von Imperial Chemical Industries (ICI) hervorgegangen, um sich als internationales biowissenschaftliches Unternehmen verstärkt auf die Forschung und Entwicklung innovativer Arzneimittel zu konzentrieren.

Im Geschäftsbereich Arzneimittel liegt der Schwerpunkt auf den Hauptindikationsgebieten Onkologie/Endokrinologie, Herz-Kreislauf-, ZNS- und Atemwegserkrankungen sowie auf Anästhesie und Infektionserkrankungen.

Innovationen in der Vergangenheit

Zeneca/ICI kann seit 1942 auf eine Reihe essentieller Forschungsleistungen zurückblicken (Tab. 1), davon sind vier Präparate unter den ersten 20 der „Essential Drug List“ der Weltgesundheitsorganisation.

1965 gelang es mit Dociton® den ersten wirksamen Betarezeptorenblocker zur Therapie der koronaren Herzkrankheit und des Bluthochdruckes zu entwickeln, dem 1976 Tenormin®, das heute weltweit führende kardioselektive Präparat folgte. Für diese Forschungsleistungen wurde Sir James Black, ein Mitarbeiter der damaligen ICI-Forschung, 1988 mit dem Nobelpreis für Medizin ausgezeichnet (Middeke u. Füeßl 1988).

Tabelle 1. Meilensteine der Zeneca Pharmaforschung

1946	Paludrine	ein heute noch weit verbreitetes Anti-Malaria-Mittel
1954	Hibitane	eines der weltweit erfolgreichsten Antiseptika
1957	Fluothane	das die Ära der Inhalations-Anästhesie mitbestimmte
1965	Dociton	der erste wirksame Beta-Blocker zur Therapie der koronaren Herzkrankheit und des Bluthochdruckes
1973	NOLVADEX	das erste Antiöstrogen und heute weltweit führende Krebs-Präparat für die Indikation Mammakarzinom
1976	Tenormin	der erste kardioselektive Beta-Rezeptoren-Blocker
1986	Disoprivan	das weltweit am häufigsten intravenös applizierte Anästhetikum
1987	ZOLADEX	das erste LHRH-Analogon als Feststoff-Implantat mit einer monatlichen und neuerdings (1996) auch 3-monatlichen Wirkdauer
1996	CASODEX	das neue Antiandrogen zur maximalen Androgenblockade für die Prostatakarzinom-Therapie
1996	ARIMIDEX	der erste hochselektive Aromatasehemmer mit oraler, täglicher Einmalgabe
1996	TOMUDEX	ein Thymidylatsynthase-Hemmer zur chemotherapeutischen Behandlung des fortgeschrittenen kolorektalen Karzinoms

In den 60iger Jahren war neben den Herzkreislauferkrankungen die Indikation Mammakarzinom bereits das zweitwichtigste Forschungsgebiet. Mit der Forschung und Entwicklung von Tamoxifen (Nolvadex®), dem ersten Antiöstrogen, konnte ein echter Durchbruch in der Mammakarzinom-Therapie sowohl palliativ als auch adjuvant erreicht werden. Damit gab es erstmals eine wirksame Alternative zur Ovarektomie und zur Chemotherapie. Für diese Innovation erhielt Zeneca/ICI 1978 den „Queens Award", die höchste britische Auszeichnung, die seit 1965 jährlich vom englischen Königshaus an Industrieunternehmen für herausragende Forschungsleistungen verliehen wird.

Nolvadex prägt seit der Einführung 1973 das Zeitalter der endokrinen Krebstherapie. Es ist kennzeichnend für den permanenten Erkenntniszuwachs von Nolvadex, der bis heute andauert und sich weltweit auf mehrere hundert klinische Studien mit weit über 50.000 Patientinnen erstreckt, daß die Therapieergebnisse in regelmäßigen Abständen in die Therapieempfehlungen für die Praxis durch internationale Experten-Panels einfließen (z.B. Consensus St. Gallen 1995; Goldhirsch et al. 1996; Kaufmann et al. 1995). Zeneca hat diese jahrzehntelange Weiterentwicklung stets als eine Verpflichtung gesehen, die Ärzte und Patientinnen kontinuierlich über neueste Erkenntnisse fortzubilden und zu informieren. Mit der Erfahrung von über 8 Millionen Patientenjahren ist Nolvadex hinsichtlich Wirksamkeit, Therapiesicherheit und Langzeitverträglichkeit das am besten untersuchte und dokumentierte Krebspräparat. Inwieweit es auch ein geeignetes Mittel zur Prävention von Brustkrebs darstellt, ist zur Zeit Gegenstand klinischer Untersuchungen in mehreren Ländern.

Im Rahmen kontinuierlicher Forschungen auf dem Gebiet der endokrinen Krebstherapie waren Zeneca-Wissenschaftler entscheidend an der Aufklärung des GnRH-Rezeptors beteiligt. Die konsequente Umsetzung führte 1988 zur Entwicklung von Zoladex®, dem ersten GnRH-Analogon in Feststoffdepot-Form für die Behandlung prämenopausaler Brustkrebspatientinnen und zur Therapie des fortgeschrittenen Prostatakarzinoms. 1991 erhielt die Zeneca-Forschung dafür abermals den „Queens Award".

Innovationen in Gegenwart und Zukunft

Da auch heute bei einem fortgeschrittenen Mammakarzinom leider keine vollständige Heilung möglich ist, bleibt die Verbesserung der Lebensqualität, wie sie mit der vermehrten Anwendung der hormonellen Krebstherapie möglich ist, ein wichtiges Ziel. Diesem Anspruch trägt Zeneca mit der gezielten Suche nach innovativen Präparaten mit spezifischer Wirkungsweise, selektiven Angriffspunkten und patientenfreundlicher Applikation Rechnung.

Die Anstrengungen in der onkologischen Forschung von Zeneca haben sich stetig erhöht. Während 1990 noch ca 100 Mio DM auf das F + E Gebiet Onkologie entfielen, waren es 1995 bereits über 220 Mio DM. Innerhalb der gesamten Forschungsinvestitionen von 740 Mio DM in 1995 nimmt die Onkologie heute und in nächster Zukunft mit über 30 % den ersten Rang ein, gefolgt von ZNS (19 %), Atemwegserkrankungen (17 %), Herz-Kreislauf (10 %), Antiinfektiva (7 %) und weitere (17 %).

Dieser hohe Investitionsaufwand trägt bereits Früchte, die Arzt und Patient gleichermaßen zugute kommen. Für die Behandlung des fortgeschrittenen Mammakarzinoms postmenopausaler Frauen steht neuerdings Arimidex®, ein neuer Aromatasehemmer zur Verfügung, der als zweite endokrine Maßnahme nach Nolvadex eingesetzt wird. Arimidex kombiniert hohe selektive Wirksamkeit und gute Verträglichkeit mit dem Vorteil der oralen, einmal täglichen Einnahme und trägt deshalb zu mehr Lebensqualität der Patientinnen bei.

Ein weiterer Hoffnungsträger ZD 182 780, ein „reines" Antiöstrogen (aus Meerpohl et al. 1989, S. 87 ff), das hochspezifisch ist und keine östrogene Aktivität aufweist, befindet sich in Phase 2 der klinischen Erprobung. Die Entwicklung des reinen Antiöstrogens verfolgt zwei Ziele: Zum einen sollen eine höhere Ansprechrate und ein längeres Ansprechen durch eine maximale Östrogensuppression erreicht werden, zum anderen soll eine mögliche Förderung der Entstehung eines Endometriumkarzinoms durch östrogene Restaktivität ausgeschaltet werden.

Unsere onkologische Forschung erstreckt sich seit Jahren auch auf die Therapie des Prostatakarzinoms. In diesem Bereich stehen seit kurzem zwei weitere Innovationen zur Verfügung: Casodex®, ein neues, nichtsteroidales Antiandrogen zur maximalen Androgenblockade und Zoladex 10,8, das erste LHRH-Analogon als 3-Monats-Depot zur 12-wöchentlichen Applikation.

Onkologische Kompetenz

Anhand der Ergebnisse zahlreicher internationaler und nationaler klinischer Studienprojekte (u. a. NSABP, NATO, GABG, ZEBRA), die Zeneca mit initiiert und über viele Jahre unterstützt hat, konnten Kriterien für individuelle und sequentielle Therapiemaßnahmen erarbeitet werden – ausgerichtet an den wesentlichen Tumorparametern, klinischen Prognosefaktoren und der Lebensqualität.

Neben der Suche nach neuen Präparaten und Wirkstoffen zur Anwendung beim Mammakarzinom und Prostatakarzinom erschließt Zeneca auch weitere Indikationsgebiete. So wurde von Zeneca erstmals ein Zytostatikum, ein spezifischer Thymidylatsynthasehemmer klinisch entwickelt, der in einigen europäischen Ländern bereits für die Therapie des fortgeschrittenen Kolon-

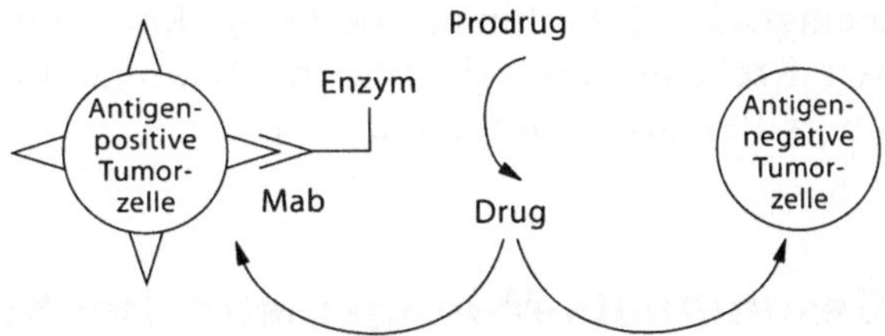

Abb. 1. ADEPT-Forschungsprojekt (Anti-body Directed Enzyme Prodrug Therapy)

Mab = Monoklonaler Antikörper

Rektum-Karzinoms unter dem Namen Tomudex® eingeführt wurde. Er ist seit 30 Jahren die erste neue Monosubstanz für diese Indikation.

Ein weiteres ehrgeiziges Forschungsprojekt ist ADEPT (Antibody Directed Enzyme Prodrug Therapy) eine antikörpergesteuerte Chemotherapie bei der es darum geht, Tumorzellen zu erkennen und gezielt zu vernichten (Abb. 1). Mit Hilfe eines tumorspezifischen Antikörpers, der chemisch mit einem Enzym verbunden ist, wird die Krebszelle an ihrer Oberflächen-Molekülstruktur erkannt. Es kommt zu einer Anbindung des Antikörper-Enzym-Komplexes an die Krebszelle. Danach wird dem Patienten das zytotoxisch wirkende Medikament zunächst als inaktive Vorstufe verabreicht. Erst der Kontakt mit dem Enzym löst den Wirkmechanismus aus, aktiviert den Wirkstoff und tötet die Tumorzellen in der unmittelbaren Umgebung ab.

Kooperationen in Forschung und Entwicklung

Wachstum und Entwicklung aus eigener Kraft gehören zu den Kernzielen des Unternehmens. Darüber hinaus ist Zeneca in den letzten Jahren verstärkt Forschungskooperationen auf dem Gebiet der Gentechnologie und im Bereich der intrazellulären Signalübertragung eingegangen. So besteht eine Kooperation mit dem amerikanischen Bio-Tech-Unternehmen Sugen zur Erforschung und Entwicklung von Hemmstoffen der zellulären Signalübertragung an Tumorzellen.

Sugen wurde 1991 als Entwicklungs-Joint-Venture vom Max-Planck-Institut München und dem Medizinischen Zentrum der Universität New York gegründet. Zeneca ist mit 20 Prozent an Sugen beteiligt. Darüber hinaus bestehen Kooperationen mit maßgeblichen Krebsforschungsinstituten (National Cancer Institute, USA; Cancer Research Campaign, UK).

„Gesundheits-Management" bei Krebs – die Zukunft?

Neben den auf die Forschung und Entwicklung von Arzneimitteln bezogenen Aktivitäten ist Zeneca bemüht, seine Angebotspalette zukünftig auch durch den Aufbau von Kompetenz im Bereich „Gesundheitsmanagement" und durch Bereitstellung von krankheitsbezogenen Dienstleistungen für Patienten zu erweitern.

Dieser Bereich gewinnt nicht nur in den USA zunehmend an Bedeutung, sondern zielt auch in Deutschland im Rahmen der Strukturveränderungen im Gesundheitswesen darauf ab, einen ganzheitlichen patientenorientierten Therapieansatz sowohl unter präventiven als auch therapeutischen Gesichtspunkten zu finden, diesen interdisziplinär zu betreuen und die Therapie weitgehend ambulant durchzuführen. Ziel einer solchen breiter angelegten Betreuung durch Vernetzung medizinischer und begleitender Maßnahmen ist ein optimierter Nutzen für den Patienten auch unter Ausschöpfung der im derzeitigen Gesundheitssystem vorhandenen Einsparpotentialen.

Zu diesem Zweck hat Zeneca mit der Akquisition von Salick Health Care einen in den USA führenden Anbieter von besonders auf Krebspatienten bezogenen Dienstleistungen erworben. Salick betreibt dort über ein Dutzend onkologischer Schwerpunktzentren, die mit modernster Infrastruktur und in enger Kooperation mit Kliniken den behandelnden Ärzten und Patienten umfassende Dienstleistungen anbieten.

Welche Auswirkungen dies auf die zukünftige Entwicklung in Deutschland haben wird, ist derzeit noch offen.

Psychosoziale Aspekte der Nachsorge und Dialog mit Krebspatienten

Im Rahmen der medizinischen Versorgung ist Krebs mit einem besonderen Kommunikationsproblem belastet. Häufig beklagen Krebspatienten die Sprachlosigkeit ihrer Umwelt und das Alleingelassensein mit der Angst. Eine offene, verständnisvolle Arzt-Patienten-Beziehung steht dabei ganz entscheidend im Zusammenhang mit der medizinischen Krebsnachsorge.

Für Zeneca ist deshalb die partnerschaftliche Hilfestellung für die ärztliche Begleitung eine zentrale Aufgabe.

So wurde bereits 1984 ein Fortbildungskonzept unter dem Namen „In Mitsorge um Nachsorge" entwickelt, um die bestehenden psychosozialen Probleme einer Krebserkrankung verständlicher zu machen und den Dialog mit den Betroffenen zu unterstützen. Parallel dazu begann der Dialog und die Zusammenarbeit mit der „Frauenselbsthilfe nach Krebs", des mit über 370 Selbsthilfegruppen und 11 Landesverbänden größten Verbandes von Krebskranken in Deutschland.

Hierzu einige Beispiele: In Form eines Patientenseminars konnte eine verständlichere, patientengerechte Gebrauchsinformation für Nolvadex entwickelt werden (Steichele, Kienzl, Alt 1984). Mit der Reihe „Kunst und Krankheit", eröffnet durch ausdrucksstarke Aquarelle einer Brustkrebspatientin, wurden neue Wege der Kommunikation mit einem breiten Publikum beschritten.

Ein weiteres wesentliches Element war die Zusammenkunft an Brustkrebs erkrankter Frauen mit Ärzten aus Klinik und Praxis, Schwestern, Psychologen, Sozialarbeitern und weiteren Gruppen, um miteinander zu reden und voneinander zu lernen (Alt, v. Boehm, Weiss 1986). Dieses Modell „Miteinander reden" steht seither für die ärztliche Fortbildung als Video und in Buchform zur Verfügung und wurde bis heute in über 250 Veranstaltungen erfolgreich eingesetzt.

Als thematische Ergänzung und Weiterführung wurde 1991 das Buch „Im Leben bleiben – Psychosoziale Aspekte der Nachsorge brustkrebskranker Frauen" der Öffentlichkeit vorgestellt (Alt u. Weiss 1991). Es gibt Einblicke in das psychosoziale Erleben von Krebspatienten und Nicht-Betroffenen, vermittelt Denkanstöße für Ärzte und andere berufliche Helfer in der Krebsbehandlung sowie für die Krebskranken und ihre Angehörigen und macht vor allem bewußt, daß auch mit Krebs ein lebenswertes Leben möglich ist.

Jüngste Beispiele zur Unterstützung der Nachsorge sind ein Buch über „Krebs und Sexualität" (Zettl u. Hartlapp 1996) sowie ein Videofilm zur „Selbstuntersuchung nach Brustkrebsoperation", der ohne die mutige und engagierte Mitwirkung von Frauen aus den Selbsthilfegruppen nicht möglich gewesen wäre.

Das starke Engagement von Zeneca und die seit über 12 Jahren bestehende erfolgreiche Partnerschaft mit der Frauenselbsthilfe nach Krebs verfolgt das Ziel, den Selbsthilfegedanken als Teil der Betreuung und Begleitung von Krebskranken bei Ärzten, Apothekern und pharmazeutischen Gremien weiter zu fördern und die psychosoziale Situation von Krebskranken und ihren Angehörigen in der Nachsorge weiter zu verbessern.

Die Suche nach innovativen Arzneimitteln und ein enger Dialog mit Ärzten und Patienten werden auch in Zukunft das Handeln von Zeneca maßgebend bestimmen, damit Ideen Wirklichkeit werden.

Literatur

1. Middeke, M.; Füeßl, H.S.: Nobelpreis für Medizin 1988.
   Münchner Medizinische Wochenschrift 130 (1988) 46, 799-802
2. Meerpohl, H.G.; Kaufmann, M.; Alt, D. und Pfleiderer, A.:
   Antiöstrogene in Forschung und Klinik
   Aktuelle Onkologie 46, Zuckschwerdt Verlag (1989)
3. Kaufmann, M.; Jonat, W.; Maass, H.; Possinger, K.; Hossfeld, D.K.,
   Vorschläge zur Therapie von Patientinnen mit metastasiertem Mammakarzinom.
   Deutsches Ärzteblatt 92, Heft 33, (1995)
4. Goldhirsch, A.; Wood, W.C.; Senn, H.J.; Glick, J.H.; Gelber, R.D.: IX. International Consensus-Conference on Primary Treatment of Breast Cancer in: Recent Results in Cancer Research 140, Springer-Verlag Berlin Heidelberg (1996)
5. Steichele, C.; Kienzl, H.; Alt, D.; Die Pharma-Information: Nolvadex - Gebrauchsinformation. Ein neuer Weg zur Gebrauchsinformation für Patienten. Münchner Medizinische Wochenschrift, 126 (1984) 34, 63-66
6. Reihe Kunst und Krankheit, Aquarelle von Ingeborg Haag. Zeneca, Schwetzingen (1984)
7. Alt, D.; Boehm, G. von; Weiss, G.: Miteinander reden. Brustkrebskranke Frauen sprechen mit Experten. Springer-Verlag Berlin Heidelberg (1986)
8. Alt, D.; Weiss, G.: Im Leben bleiben. Psychosoziale Aspekte der Nachsorge brustkrebskranker Frauen. Springer-Verlag Berlin Heidelberg (1991)

9. Selbstuntersuchung nach Brustkrebsoperation, Videofilm und Broschüre Zeneca Gesundheitsservice(1996)
10. Zettl, S; Hartlapp, J.: Krebs und Sexualität, ein Ratgeber für Krebspatienten und ihre Partner. Weingärtner Verlag (1996)
11. Die Behandlung des Brustkrebses. Aspekte der Therapiegeschichte von der Antike bis ins 20. Jahrhundert. Broschüre zur Ausstellung, Zeneca (1995) in Zusammenarbeit mit dem Institut für Geschichte der Medizin der Universität Heidelberg

Die Behandlung des Brustkrebses – Aspekte der Therapiegeschichte von der Antike bis ins 20. Jahrhundert*

R. Bröer, W. U. Eckart

Seit Menschengedenken gehört der Brustkrebs zu den gefürchtetsten Krankheiten des weiblichen Geschlechts. Das Spektrum seiner Symptome vom schmerzlosen Knoten in der Mamma über die angeschwollenen Achsellymphknoten bis hin zum geschwürigen Zerfall der Brust wurde schon früh erkannt und beschrieben. Der bösartige Charakter dieser Krankheit bestimmte über Jahrhunderte die Hilflosigkeit der Ärzte und die Hoffnungslosigkeit der Betroffenen. Alle frühen Versuche, die Krankheit mit Medikamenten zu behandeln, waren zum Scheitern verurteilt. Deshalb galt schon seit der Antike die operative Entfernung der Brust als therapeutische Ultima ratio. Charakteristisch für die ganze Geschichte der Brustkrebstherapie ist das Schwanken zwischen lokalem und systemischem Vorgehen. Die operative Therapie erreichte ihre klassische Form schließlich mit der Operation nach Rotter u. Halsted vor etwa 100 Jahren. Im letzten Jahrzehnt des 19. Jahrhunderts fächerte sich das Spektrum der therapeutischen Maßnahmen auf. George Thomas Beatson führte 1895 als erster die endokrine Behandlung des Brustkrebses ein. Im gleichen Jahr eröffnete die Entdeckung der Röntgenstrahlen völlig neue diagnostische und therapeutische Felder. Vervollständigt wurde das Arsenal der therapeutischen Möglichkeiten in den 50er und 60er Jahren des 20. Jahrhunderts durch den Einsatz der ersten zytostatischen Chemotherapeutika. Im folgenden wird schlaglichtartig der Weg der Krebstherapie der weiblichen Brust von der Antike bis in unser Jahrhundert nachgezeichnet.

* Diese Arbeit fußt auf der von Prof. Dr. Wolfgang U. Eckart in Zusammenarbeit mit dem Autor und der Fa. Zeneca organisierten Ausstellung zur Geschichte der Brustkrebstherapie anläßlich der Festveranstaltung „100 Jahre endokrine Therapie des Mammakarzinoms" am 23./24. 6. 1995 in Heidelberg.

Erste fest umrissene Krankheitslehren mit einem rationalen, „wissenschaftlichen" Anspruch begegnen uns erst in der Medizin der griechischen Antike. Die naturphilosophische Grundlage dazu legten die sog. „Vorsokratiker" im 6. Jahrhundert v. Chr., die die Existenz von 4 Grundelementen der belebten und unbelebten Welt (Feuer, Wasser, Luft, Erde) annahmen. Für alle Krankheitszustände machten sie die unausgewogene Mischung (intemperies) der 4 Elementarqualitäten (warm, feucht, kalt, trocken) verantwortlich. Harmonie im Verhältnis dieser Gegensätze war gleichbedeutend mit Gesundheit, Disharmonie mit Krankheit. In der spätantiken Lehre Galens (ca. 130–200 n. Chr.) wurde die Qualitätenpathologie mit der Humoralpathologie kombiniert und systematisiert. Die 4 Kardinalsäfte (Blut, Schleim, schwarze und gelbe Galle) mit ihren unterschiedlichen Qualitäten bestimmten jetzt den Gesundheitszustand. Die ungleichgewichtige, schlechte Mischung (Dyskrasie) führte zur Krankheit, die gleichgewichtige, harmonische Mischung (Eukrasie) bewahrte die Gesundheit. Die Ärzte behandelten die Krankheiten im Sinne des „contraria contrariis". Die Hauptmethode bestand theoriegetreu in der Evakuation überschüssiger Säfte mittels Aderlaß, Schröpfen, Abführen, Erbrechen oder Niesenlassen.

Im „Corpus hippocraticum", einer Sammlung von 60 Einzelschriften aus dem Zeitraum von 400 vor bis etwa 100 n. Chr. begegnet man zum ersten Mal der Metapher „karkinos", eigentlich das „Krebstier", zur Beschreibung bösartiger Geschwülste. In der Antike galt als Kennzeichen des Krebses sein zäher Widerstand gegen Versuche, ihn zu entfernen, und das oberflächlich sichtbare Venennetz. Im 2. Buch über die „Krankheiten der Frauen" (De morbis mulierum, II) findet sich eine ausführliche Theorie des Brustkrebses einschließlich der Therapiemöglichkeiten. Wenn die Gebärmutter längere Zeit seitlich auf das Hüftbein abgeknickt wird, verschließt sich der Muttermund, und der gestaute Monatsfluß gelangt in die Brüste. Dort entwickelt sich im Verlauf von mehreren Monaten ein bösartiger Krankheitsprozeß: „In den Brüsten bilden sich harte Knötchen, die einen größer, die anderen kleiner. Diese vereitern nicht, sondern werden immer härter, später entwickeln sich aus ihnen verborgene Krebse." (Kapferer 1939, S. 39). Der Autor empfahl die Vaporisation der Gebärmutter, das „Bedampfen" des Gebärmuttermundes durch die Einführung eines Rohres mit heißem Dampf, außerdem vaginale Einlagen aus fettigen Kienspänen. Beide Methoden hatten die Aufrichtung des Organs und das Wiedereinsetzen der Regelblutung zum Ziel.

Der Enzyklopädist Celsus (1. Jahrhundert n. Chr.) schilderte die Therapie des Krebses (carcinoma) in der römischen Kaiserzeit. Er unterschied ein heilbares Vorstadium von dem unheilbaren Vollbild, wobei die Diagnose nur durch den Verlauf zu stellen sei. Manchmal gelinge es durch beizende Mittel und nachfolgende Exstirpation mit dem Messer oder dem glühenden Eisen, das Übel im Vorstadium zu beseitigen. Celsus wies erstmals auf die Rezidivgefahr nach Tumoroperationen hin. Dennoch wurden diese von den antiken Ärzten ausgeführt. Der erste detaillierte Bericht einer Mammaablatio stammt von dem Byzantiner Aetios aus Amida (480–556 n. Chr.). Er zitiert Leonidas, einen Arzt aus Alexandria, der die Operation um 100 n. Chr. durchgeführt haben soll: „Ich lege die Kranke auf den Rücken, schneide oberhalb des Krebses in den gesunden Teil der Mamma und drücke ein Brenneisen auf den Einschnitt, bis die Blutung aufhört. Dann schneide ich wieder tief in die Mamma ein, brenne die Schnittränder aus und wiederhole die Prozedur mehrmals: immer zuerst den Einschnitt, dann das Ausbrennen zur Blutstillung [...]. Nach der vollständigen Amputation aber brenne ich die ganze Wunde nochmals aus, bis alles ganz trocken ist. Die ersten Verbrennungen sind zur Blutstillung, die letzten aber, um alle Krankheitsreste zu entfernen" (Wolff 1914-29, Bd. I, S. 15). Die Gefahr schwerer Blutungen betonte auch Galen von Pergamon (ca. 130–200 n. Chr.). Er empfahl beim fortgeschrittenen Brustkrebs die Umschneidung des Tumors, die Kauterisierung der Wunde und das Ausdrücken der Venen (vgl. Kühn 1826, S. 141 (Ad Glauconem de medendi methodo II, 12); Wolff 1914–29, Bd. I, S. 13). Dieses Ausdrücken war entscheidend, denn Galen führte den Krebs humoralpathologisch auf eine Eindickung der schwarzen Galle zurück. Im Vordergrund der galenischen Therapie stand die medikamentöse Entfernung der krankmachenden schwarzen Galle durch Purgieren und Diät.

Die Krebsbehandlung an den jungen Universitäten des Mittelalters unterschied sich nur wenig von den antiken Vorbildern. Avicenna (980–1037), die größte arabische Autorität, empfahl in seinem „Kanon der Medizin" zum ersten Mal den künstlich hergestellten „gelben Arsenik" zur inneren Krebstherapie (vgl. Wolff 1914–29, Bd. III/2, S. 28–29). Operationen stand er skeptisch gegenüber. Der mittelalterliche Versuch, Krankheit als Teil eines göttlichen Plans zu verstehen, etwa als „Strafe" oder als „Weg zur Reifung", wird als Iatrotheologie bezeichnet. Christus selbst verkörperte idealtypisch den Weg zum Heil durch Krankheit und Leiden, aber auch den christlichen Arzt schlechthin, den „Christus medicus“. Eine weitverbreitete Form der Therapie stellte die Anrufung von Schutzheiligen dar. Die brustkrebskranken Frauen beteten zur heiligen Agatha. Der Legende nach soll die christliche Jungfrau aus Catania auf Sizilien im 3. Jahrhundert die Heiratsanträge des heidnischen Stadtpräfekten zurückgewiesen und allen Folterungen widerstanden haben, ohne dem christlichen Glauben abzuschwören. Im Kerker wurden ihr die Brüste abgeschnitten, die Wunde aber von einer Erscheinung des Apostels Petrus geheilt. Schließlich starb sie auf glühenden Kohlen. Das Martyrium der Agatha wurde in der Kunst häufig dargestellt. Die beliebteste Szene stellte das Abschneiden der Brüste mit zangenähnlichen Schneidewerkzeugen dar.

Neben der Anrufung von Schutzheiligen setzten die Patientinnen ihre Hoffnung auf eine Reihe von Krebsrezepturen. Die verbreitetsten Mittel waren Schafkot, tierische Galle und Cardobenediktenkraut (vgl. Eis 1971, S. 52). In dem Arzneibuch, das die Herzogin von Troppau, Eleonore Maria Rosalie, zusammenstellen ließ, kamen zusätzlich Hundekot, Taubenmist, Zeisig- und Kuhkot zu ihrem therapeutischen Recht (vgl. Eis 1971, S. 54). An der ersten Stelle der polypragmatischen Brustkrebstherapie stand in diesem Arzneibuch jedoch die Bocksgalle:

„Vor den Wurm vnd Krebs/an der Frawen Brüsten

Dje Galle von einem verschnittenen Bock distilliert/und das Wasser mit Tüchern vbergelegt. Venedisch Glaß klein gestossen vnd durchgesiebet/mit Honig vnd Weitzenmehl vermischt zu einer Salben/damit die Löcher bestrichen/vnd sonderlich die newen/vnd ob schon etwas in die Löcher kömpt/schadet es nicht, vnd treibt offt den Wurm herauß/todt oder lebendig. Bleyweiß/Silberglet/vnd Galmaystück/Jedes ij. Loht. Galmay iiij. Loht. Alles mit weissem Wein auff eim Stein auffs reinest abgerieben/darnach in Hirschen Vnschlit iij Loht Rosenöl/Wachs/Jedes xij Loht durcheinander zerlassen/Darnach auff ein Stein gegossen/vnd mit Myrtillenöl zapffen darauß gemacht zu Plastern“ (Eis 1971, S. 56).

Die größten Veränderungen der Brustkrebstherapie in der frühen Neuzeit (16.–18. Jahrhundert) fanden in der aufblühenden Chirurgie statt, die mit spektakulären Methoden aufwarten konnten. Neben der Tumorexstirpation wagten einige Chirurgen auch die Mammaablatio als letztes Mittel gegen den Brustkrebs. Der Ulmer Stadtphysikus Johann Schultes (lat. Scultetus, 1595–1645) vollendete im Todesjahr das Buch „Armamentarium Chirurgicum“ („Wund-Artzneyisches Zeug-Hauß“, 1666). Es enthielt die umfassendste Darstellung zeitgenössischer chirurgischer Instrumente, Verbände und Apparate. Schultes berichtete hier über den Fall einer 47jährigen Äbtissin, bei der sich ein „schwartz- und sehr schmertzliches Bäutzlein“ in der linken Brust entwickelt hatte (vgl. Scultetus 1666, Teil 2, S. 93–98). Ganz im Sinne der alten Säftelehre verordnete Schultes zur Vorbereitung der Operation am 25. Juni 1641 „Purgier-Kräuter-Wein“ und Aderlaß. Die eigentliche Operation spielte sich in Sekundenschnelle ab: „Nachdem solches alles verzichtet gewesen/da hab ich hierauff die gantze Brust von dem musculo pectorali, oder Brust-Mäußlein/mit einem sehr scharffen Messer vom Grund herauß [...] in einem Schnitt oder Zug abgelöst und hinweg genommen“ (vgl. Scultetus 1666, Teil 2, S. 96). Die Patientin erholte sich rasch von der Operation und wurde im Oktober des gleichen Jahres in „guter Gesundheit“ aus der Behandlung entlassen. Neben dieser Fallbeschreibung enthält das Werk von Schultes eine kommentierte Tafel mit Abbildungen, auf denen die verschiedenen Stadien der Mammaablatio festgehalten sind (vgl. Abb. 1; Scultetus 1666, Teil 1, Tabula XXXVI, S. 124–126). Die Figur II zeigt die Fixierung der Brust „mit zweyen Nadeln deren jede ein starcken zusammengetradelten flächsinnen Faden führet“. Auf der Figur III sieht man, wie der Chirurg mit der linken Hand die Brust an den 4 Fadenenden hochzieht und sie „mit dem in der rechten Hand haltenden zweyschneidenden Messer von Grund herauß hinweg schneidet“. Während die Figur IV den sechs Pfund schweren Tumor zeigt, lehrt die Figur V, „wie der Chirurgus [...] den schadhafften Ort/mit einem wolglüenden Cauterisier-Eysen gelinde und sittig brennet“. Auf der Figur VII wird schließlich die Befestigung der Wundauflage beschrieben.

In der 2. Hälfte des 17. Jahrhunderts setzte sich nach der Entdeckung der Lymphgefäße langsam eine neue Theorie der Krebsentstehung durch, die aber zunächst nur geringe Auswirkungen auf die Therapie hatte. Der Lymphe, nicht mehr der schwarzen Galle, schrieb man nun die wichtigste Rolle bei der Krebsentstehung zu. Die meisten Ärzte lehnten eine chirurgische Therapie ab. Diejenigen, die dennoch eine Operation wagten, bevorzugten oft ein radikales Vorgehen. Dabei schreckte man neben der Ausräumung der Achselhöhle auch vor der Entfernung M. pectoralis major nicht

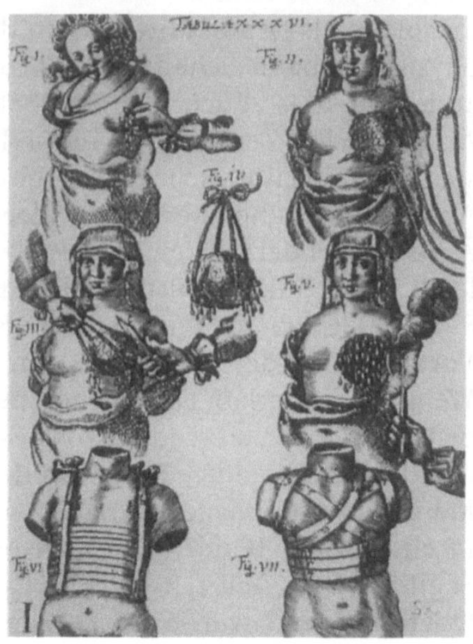

Abb. 1.
Die verschiedenen Stadien der Mamma-Ablatio nach Scultetus, 1666

zurück. Jean Louis Petit (1674–1750), der erste Direktor der Pariser Académie de Chirurgie, hielt die vergrößerten Lymphknoten für die Wurzeln des Krebses. Er exstirpierte die Knoten, die Pektoralfaszie und den Muskel, um kein verdächtiges Gewebe zurückzulassen, das vielleicht von verdorbener Lymphe getränkt sein konnte (vgl. Cooper 1941, S. 42; Wolff 1914–1929, Bd. IV, S. 13–14).

Die Lymph- bzw. Säftetheorie des Krebses mit ihren therapeutischen Konsequenzen beherrschte bis ins 19. Jahrhundert das medizinische Denken. Während sich die Therapie des Brustkrebses zunächst kaum veränderte, bahnte sich zu Beginn des 19. Jahrhunderts eine völlige Umwälzung der Vorstellungen vom Charakter dieser Krankheit an. Marie-François-Xavier Bichat (1771–1802) verlegte den „Sitz" des Krebses aus den Säften in das „Gewebe", von dem er makroskopisch 21 Formen unterschied (vgl. Wolff 1914–29, Bd. I, S. 91; Moulin 1989, S. 57–58). In einem nächsten Schritt wies der Berliner Physiologieprofessor Johannes Müller (1801–1858) durch mikroskopische Studien nach, daß die Krebsgeschwülste aus „Zellen" bestanden, die in einem faserigen Stroma lagen (vgl. Wolff 1914–29, Bd. I, S. 127–132; Moulin 1989, S. 59–60). Rudolf Virchow (1821–1901) und vor ihm schon Robert Remak (1815–1865) erkannten, daß sich Krebszellen immer aus schon vorher existierenden Zellen ableiten ließen (vgl. Wolff 1914–29, Bd. I, S. 215–220; Moulin 1989, S. 67–68). Remaks embryologische Differenzierung der 3 Keimblätter (Ekto-, Meso- und Entoderm) und die Forschungen von Carl Thiersch (1822–1895) und Wilhelm v. Waldeyer-Harzt (1836–1921) etablierten bis zum Ende des Jahrhunderts die Einteilung der bösartigen Tumoren in die ekto- und entodermalen Karzinome und in die mesodermalen Sarkome (vgl. Moulin 1989, S. 68–69; Wolff 1914–29, Bd. I, S. 220–237). Um 1900 wurde der Brustkrebs als eine anfänglich lokal begrenzte, ätiologisch unklare (Parasiten?) „Entartung" normaler Körperzellen aufgefaßt, die sich in einem autonomen Geschehen über den Weg des lokalen Wachstums und der lymphogenen, kontinuierlich gedachten Metastasierung in den ganzen Körper ausbreiten konnte. Die einzige Erfolg versprechende Behandlung einer solchen Krankheit konnte nur die radikale chirurgische Entfernung des entarteten Gewebes sein.

Die technischen Voraussetzungen für die Entwicklung einer standardisierten Radikaloperation des Brustkrebses waren in der 2. Hälfte des 19. Jahrhunderts durch die Einführung der modernen Anästhesie und Antisepsis günstig. Der Haller Professor Richard v. Volkmann (1830–1889) befürwortete 1875 aufgrund von histologischen Studien neben der grundsätzlichen Ablatio mit Achsellymphknotenresektion selbst bei kleinsten Tumoren die zusätzliche routinemäßige Entfernung der Pektoralisfaszie (vgl. Cooper 1941, S. 46; Wolff 1914–29, Bd. IV, S. 46; Moulin 1989, S. 81). Lothar Heidenhain (1860–1940), chirurgischer Assistent am Augusta-Hospital in Berlin, ging 1889 noch einen Schritt weiter: Nach Beobachtungen, daß Krebszellen lymphogen durch die Pektoralisfaszie bis in den Brustmuskel eindringen können, forderte er bei frei beweglichen Karzinomen die routinemäßige Resektion von Faszie und Pektoralisoberfläche, bei Tumoradhäsionen die vollständige Entfernung des M. pectoralis major (vgl. Wolff 1914–29, Bd. IV, S. 53–54; Cooper 1941, S. 46–47; Moulin 1989, S. 82). Mit William S. Halsted (1852–1922), Chirurgieprofessor an der Johns Hopkins University in Baltimore, und Josef Rotter (1857–1924), Chefarzt am St.-Hedwigs-Krankenhaus in Berlin, erreichte die Radikaloperation des Mammakarzinoms ihre „klassische" Form. Halsted entfernte die Brustdrüse mit dem Pectoralis major und den Achsellymphknoten in einem Stück, wie er 1894 berichtete: „The pectoralis major muscle, entire, all except its clavicular portion, should be excised in every case of cancer of the breast because the operator is enabled thereby to remove in one piece all of the suspected tissues. The suspected tissues should be removed in one piece lest the wound become infected by the division of tissue invaded by the disease, or by division of the lymphatic vessels containing cancer cells, and because shreds or pieces of cancerous tissue might readily be overlooked in a piece-meal extirpation." (Halsted, zitiert nach Cooper 1941, S. 48–49). Nimmt man noch die routinemäßige Entfernung des kleinen Brustmuskels hinzu, dann war die klassische Radikaloperation um 1900 mit der En-bloc-Entfernung von Mamma, Brustmuskeln und Achsellymphknoten sowie der Deckung des großen Hautdefektes mit Spalthauttransplantaten komplett. Die Methode nach Rotter u. Halsted behauptete sich zusammen mit dem lokalistischen Konzept des Brustkrebses bis in die 70er Jahre des 20. Jahrhunderts als die Standardoperation des Mammakarzinoms.

Neben die chirurgische Therapie des Brustkrebses trat um 1900 die Strahlentherapie als zweites lokales Behandlungsprinzip, das bald mit erheblichen Erfolgen aufwarten konnte. Der Würzburger Physiker Wilhelm Conrad Röntgen (1845–1923) hatte im Dezember des Jahres 1895 unbekannte Strahlen beschrieben, die binnen kürzester Frist unter dem Namen „Röntgenstrahlen" der medizinischen Wissenschaft völlig neue Einblicke ins Innere des menschlichen Körpers gewähren sollten. Bereits am 17.1.1896 wurde in Wien die erste Röntgenaufnahme mit medizinischer Indikation verfertigt. Bereits in der ersten euphorischen Phase der Strahlendiagnostik war aufgefallen, daß es bei einer zu langen Exposition zu sonnenbrandähnlichen Veränderungen bis hin zu schwersten Verbrennungen der bestrahlten Hautteile kommen konnte. Die zerstörerische Kraft der neuen Strahlen wies den Weg zur Heilung oder Besserung vieler Hautkrankheiten: die Geburtsstunde der Strahlentherapie. Schon 1897 nahm der chirurgische Assistent am Allgemeinen Krankenhaus in Hamburg-Eppendorf, Hermann Gocht (1869–1938), die Behandlung zweier bösartiger Brusttumoren mit Röntgenstrahlen auf (vgl. Gocht 1897; Moulin 1989, S. 98; Wolff 1914–29, Bd. III/2, S. 328; Schinz 1959, S. 170). Bei beiden Patientinnen erzielte Gocht ein Nachlassen des Schmerzes. Die Aufmerksamkeit der Fachöffentlichkeit wurde erst wenige Jahre später auf die Strahlentherapie des malignen Krebses gelenkt. Am 19.12.1899 berichteten Thor Stenbeck und Tage Sjögren in Stockholm über die Heilung eines Patienten mit Basalzellkarzinom der Nase und eines zweiten mit einem Plattenepithelkarzinom des Rückens durch 30–40 Bestrahlungen von 10–15 min Dauer (vgl. Wolff 1914–29, Bd. III/2, S. 328; Schinz 1959, S. 153). Eine Zeit lang galt die Strahlentherapie geradezu als neues Wundermittel gegen jede Form von Krebs, aber die Desillusionierung folgte rasch. Im 20. Jahrhundert wurde die weitere Entwicklung durch technische Veränderungen vorangetrieben; lange Zeit stand die Strahlentherapie in offener Konkurrenz zur chirurgischen Radikaloperation.

Seit der Antike hatte es eine medikamentöse „systemische" Therapieform gegeben. Unzählige Substanzen waren ausprobiert worden, ohne daß sie die Ausbreitung der Krankheit hätten stoppen können, wobei sich das Arsen bei den akademischen Ärzten, die „Dreckapotheke" in der Volksmedizin besonderer Beliebtheit erfreute. In der Mitte des 19. Jahrhunderts begann man, sog. tumoraffine Stoffe, v. a. Schwermetalle, von denen man hoffte, sie würden die gesunden Zellen passieren und die Krebszellen schädigen, zu injizieren. Die Entwicklung der heute gebräuchlichen Zytostatika begann im 1. Weltkrieg mit dem Einsatz des Kampfgases Lost durch deutsche Truppen. Die alliierten Ärzte diagnostizierten eine charakteristische Leukopenie, die erstmals den Gedanken an die Behandlung von Leukämien durch Lost nahelegte. Aufbauend auf den Erfahrungen mit Kampfgasen wurde nach dem 2. Weltkrieg die Entwicklung weiterer alkylierender Substanzen vorangetrieben, die über eine Vernetzung von zellulären Makromolekülen zum Zelltod führten. Am erfolgversprechendsten für die Therapie des Mammakarzinoms erwies sich dabei das Cyclophosphamid, das von den Asta-Werken in Bielefeld-Brackwede unter dem Handelsnamen Endoxan auf den Markt gebracht wurde (vgl. Bäumler 1992, S. 422–425).

Bereits die antike Humoralpathologie hatte einen Zusammenhang zwischen Brustkrebs und (unterdrückter) Menstruation postuliert. Gegen Ende des 19. Jahrhunderts galt die Prognose des Mammakarzinoms für ältere Patientinnen als besser. Diese Beobachtungen stießen in einer Zeit, in der die lokalistische Theorie des Brustkrebses auf ihrem Höhepunkt stand, zumeist auf Unverständnis und Desinteresse, da sie nicht in das gewohnte Denkschema paßten. Ohne Konsequenzen blieb denn auch der Vorstoß des Freiburger Chirurgen Albert Schinzinger (1827–1911) auf dem 18. Kongreß der Deutschen Gesellschaft für Chirurgie in Berlin am 25. 4. 1889. Schinzinger führte aus: „Ich habe mir deshalb die Frage gestellt, ob wir nicht die etwas unangenehme Aufgabe übernehmen könnten, die

Damen rascher alt zu machen, und zwar dadurch, daß wir durch die Castration die Brustdrüsen rascher atrophieren machen und den Krebsknoten die Möglichkeit geben, sich in dem schrumpfenden Gewebe abzukapseln" (Schinzinger 1889, S. 29). Der erste Arzt, der eine Kastration tatsächlich zur Therapie eines Mammakarzinoms durchführte, war der schottische Chirurg George Thomas Beatson (1848–1933).

Im Gegensatz zu Schinzinger entwickelte Beatson zudem eine originelle Theorie. Unter dem Titel „On the treatment of inoperable cases of carcinoma of the mamma: suggestions for a new method of treatment, with illustrative cases" veröffentlichte die Zeitschrift *The Lancet* am 11. und 18.7.1896 Beatsons Fallbeschreibungen und Spekulationen. Beatson kündigte eine neue Behandlung an, deren Prinzipien der herrschenden Lehre vom parasitären Ursprung des Krebses radikal widerspreche. Er hielt die von vielen beobachteten, angeblich spezifischen „Krebskörperchen" für bloße fettig degenerierte Epithelzellen mit Kernvakuolisation (vgl. Wolff 1914–29, Bd. I, S. 156, 459; Beatson 1896, S. 105) und assoziierte die pathologische zelluläre Proliferation und Degeneration beim Mammakarzinom mit den entsprechenden Vorgängen bei der Laktation. Beatson hatte sich schon 1876 während eines Landaufenthaltes im Westen Schottlands für den Stillvorgang bei Schafen interessiert. Die Zellproliferation während der Laktation erinnerte ihn an frühe Stadien der krebsigen Entartung, mit dem Unterschied, daß die Krebszellen nicht zugrundegingen und Milch sezernierten, sondern ihre Umgebung infiltrierten. Beatson interpretierte Brustkrebs also als unterbrochene Laktation. Er stellt sich die Frage, wie die pathologische Unterbrechung zu erklären war. Eine Beeinflussung der Laktation über Nervenbahnen konnte mittels Durchtrennung des Sympathikus und der Spinalnerven ausgeschlossen werden. Statt dessen entwikkelte Beatson die Hypothese, daß die weit entfernten Ovarien die „Kontrolle" über die Sekretion eines anderen Organs, die Laktation der Brustdrüse, ausübten. Als Beatson Ende der 70er Jahre seine Beobachtungen anstellte, war von der endokrinen Steuerung des Metabolismus noch so gut wie nichts bekannt. Erst 1889 sollte der Pariser Professor Charles Edouard Brown-Séquard (1817–1894) über seine sensationellen Selbstversuche mit der Injektion von „verjüngendem" Hodenextrakt berichten.

Beatson schloß auf die Fernwirkung des Ovars durch Erfahrungen aus der Landwirtschaft. Er erfuhr, daß in Australien Kühe nach dem Kalben kastriert wurden, um eine zeitlich unbeschränkte Milchproduktion zu erzielen. Diese Berichte schienen eine Kontrolle des Ovars über die Laktation zu bestätigen, eine Kontrolle, deren Aufhebung zur unbeschränkten Milchproduktion führte. Beatson hatte nun den Brustkrebs als „unvollendete Laktation" beschrieben – was lag näher, als den Krebs rückgängig zu machen, indem man den unterbrochenen Prozeß der Laktation durch Aufhebung der ovariellen Kontrolle wieder in Gang brachte? Nachdem Beatson sich 1878 in Glasgow niedergelassen hatte, führte er Tierversuche an Kaninchen durch, die eine Aufrechterhaltung der Laktation nach Ovarektomie bestätigten. Aus ethischen Erwägungen und in der Hoffnung, die neue Bakteriologie würde das Krebsproblem lösen, verzichtete er zunächst auf Menschenversuche. Erst bei dem fortgeschrittenen Tumor einer jungen Frau zog er schließlich 1895, fast 20 Jahre nach den ersten Überlegungen, die Kastration ernsthaft in Betracht. Die Patientin war 33 Jahre alt und Mutter zweier Kinder. Im Januar 1895 hatte man ihr wegen eines ulzerierten Mammakarzinoms im Glasgow Royal Infirmary die linke Brust einschließlich der Achsellymphknoten und eines Teiles des infiltrierten Brustmuskels amputiert. Schon im April war es zu einem umfangreichen Lokalrezidiv gekommen, welches als inoperabel eingestuft wurde. Beatson behandelte die Frau einige Wochen lang erfolglos mit Schilddrüsenextrakt und entschloß sich dann zur Operation. Am 15.6.1895 entfernte er die Tuben und Ovarien, woraufhin die kanzerösen Massen sich unter offensichtlicher fettiger Degeneration zurückbildeten. Nach 8 Monaten war es zu einer vollständigen Remission gekommen. Weniger günstig gestaltete sich der Verlauf bei einer zweiten Patientin, die Beatson am 3.10.1895 operierte. Die 40jährige Frau mit einem primär inoperablen großen Tumor der rechten Brust und zahlreichen Lymphknotenmetastasen in der Axilla und im Nacken zeigte zwar ebenfalls einen Rückgang des Tumors, aber bereits im Februar 1896 stellte sich ein Rezidiv ein, das die stationäre Wiederaufnahme erforderlich machte. Eine dritte Patientin in der Postmenopause behandelte Beatson zur Kontrolle nur mit Schilddrüsenextrakt, konnte aber nach 3monatigem Verlauf über keine Veränderungen berichten.

Beatson zog aus den beschriebenen Fällen den Schluß, daß zumindest der Brustkrebs, wahrscheinlich aber jedes Karzinom der Frau, durch die Eierstöcke verursacht werde. Das Keimepithel besitze eine „proliferative Kraft", welche unter pathologischen

Umständen auf normale Körperzellen übertragen werden könne. Die Körperzellen hätten durchaus die Fähigkeit zur Reproduktion, würden aber normalerweise vom Keimepithel kontrolliert. Als Übertragungsmechanismus hielt Beatson eine veränderte Sekretion, eine Wanderung von Zellen und sogar intrazelluläre Parasiten des Ovars für möglich. Die Krebsentstehung sei jedenfalls dadurch gekennzeichnet, daß das betroffene Epithel die proliferativen Eigenschaften des Keimepithels annehme: „It may be an altered secretion or it may be the migration of cells – it might even be a parasite in the ovarian cells, [...] but in whatever way brought about there seems to me a reasonable ground for thinking that the active processes seen in a cancerous tumour are best explained by regarding the epithelium of the part as having taken on the properties and powers of the germinal epithelium (Beatson (1896), S. 164). Ermutigt durch Beatsons Remissionen, von denen die eine fast 4 Jahre anhielt (vgl. Michels 1905, S. 1136), führte eine Reihe von Chirurgen bis zum 1. Weltkrieg Ovarektomien beim Mammakarzinom durch. Zunächst gewann die Methode Anhänger in Großbritannien. Hugh Lett stellte 1905 aus der Literatur 99 Fälle zusammen, bei denen es in 36% zu einer „Besserung" gekommen war. Diese Ziffer, die etwa einem Drittel entspricht, hat bis in die Gegenwart Bestand als Remissionsrate aller Arten einer endokrinen Therapie des Mammakarzinoms. Trotz der unbestreitbaren Erfolge ließ das Interesse an der Methode Beatsons nach 1914 spürbar nach. Erst in den 40er Jahren kam es zu einer Renaissance der „ablativen" Hormontherapie, die durch verschiedene „additive" Verfahren mit Andro- und Östrogenen ergänzt wurde.

Die komplexe Therapie des Mammakarzinoms der Gegenwart beruht auf den 4 Säulen Chirurgie, Strahlentherapie, Chemotherapie und Hormontherapie. Die beiden ersten sind lokale oder regionäre Maßnahmen, die beiden letzten gehen das Problem des Brustkrebses systemisch an. Die Korrelierung der jeweiligen Therapie einer Epoche mit den zeitgenössisch vorherrschenden Theorien des Brustkrebses gelingt nicht immer. Während der jahrhundertelangen Herrschaft der „systemischen" Konzepte von Humoralpathologie und Lymphtheorie konnte sich gleichwohl eine technisch weit fortgeschrittene Chirurgie des Mammakarzinoms bis hin zu Vorformen der modernen Radikaloperation entwickeln. Umgekehrt verhinderte der strenge Lokalismus des späten 19. und frühen 20. Jahrhunderts nicht die Anfänge der systemischen Hormon- und Chemotherapie.

Andererseits springt die Abhängigkeit der Therapie von den historischen Vorstellungen zur Ätiologie und Pathogenese, die wenigstens bis in die jüngste Vergangenheit hinein kaum „wissenschaftlich" abgesichert waren, an vielen Stellen ins Auge. Auf die Frage, was denn die jahrtausendelangen Bemühungen der Ärzte um die Heilung des Brustkrebses bewirkt haben, muß die Antwort bescheiden ausfallen. Selbst die modernsten adjuvanten Therapieformen konnten die Überlebenszeiten der Kranken nicht sehr stark verlängern. Das metastasierte Karzinom gilt weiterhin als unheilbar. Dennoch läßt die Explosion der verschiedenen Behandlungsformen kurz vor 1900 und der neuerliche Schub seit den 70er Jahren unseres Jahrhunderts auf Besserung für die Zukunft hoffen.

Literatur

Bäumler E (1992) Die großen Medikamente. Lübbe, Bergisch Gladbach

Beatson GT (1896) On the treatment of inoperable cases of carcinoma of the mamma: suggestions for a new method of treatment, with illustrative cases. Lancet 74, Vol. II: 104–107, 162–165

Cooper WA (1941) The history of the radical mastectomy. Ann Med History 3: 36–54

Eis G (1971) Altdeutsche Verfahren zur Behandlung des Brustkrebses. In: Eis G (Hrsg) Forschungen zur Fachprosa. Francke, Bern/München, S. 51–58

Gocht H (1897) Therapeutische Verwendung der Röntgenstrahlen. Fortschr Röntgenstr 1: 14–22

Halsted S (1894) The results of operations for the cure of cancer of the breast. Ann Surg 20: 497–555

Kapferer R (Hrsg) (1939) Die Werke des Hippokrates, Teil 24. Hippokrates, Stuttgart

Kühn K (Hrsg) (1826) Claudii Galeni Opera omnia, Bd. XI. Knobloch, Leipzig

Michels E (1905) Die Kastration beim Mammakarzinom. Münch Med Wochenschr 52: 1136–1138

Moulin D de (1889) A short history of breast cancer. Kluwer, Dordrecht/Boston/London

Schinz HR (1959) Sechzig Jahre medizinische Radiologie. Thieme, Stuttgart

Schinzinger A (1889) Ueber Carcinoma mammae. Verh Dtsch Ges Chir, Achtzehnter Congress, abgehalten zu Berlin, vom 24.–27. April 1889. Springer, Berlin S. 28–29

Scultetus J (1666) Wund-Artzneyisches Zeug-Hauß (übersetzt von A. Megerlin). Frankfurt am Main 1666 (Faksimile-Druck, hrsg. von der Fa. L. Merck KG und dem Stadtarchiv Ulm, Stuttgart 1974)

Wolff J (1914–1928) Die Lehre von der Krebskrankheit von den ältesten Zeiten bis zur Gegenwart, Bd I, 2. Aufl., 1929, Bd III/2, 1914, Bd IV, 1928. G. Fischer, Jena

Bildanhang

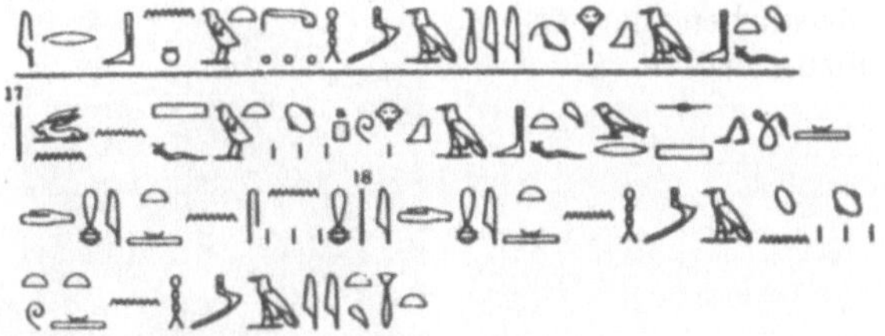

Abb. 1. Dokumentation der frühestbekannten Mammakarzinome ca. 1600 v. Chr. von Edwin Smith, Papyrus. Veröffentlicht als Faksimile und hieroglyphische Transliteration mit einer Übersetzung und einem Kommentar bei James Henry Breasted. Birmingham, AL, The classics of Medicine Library, 1984, p. 405. Nachdruck mit Erlaubnis

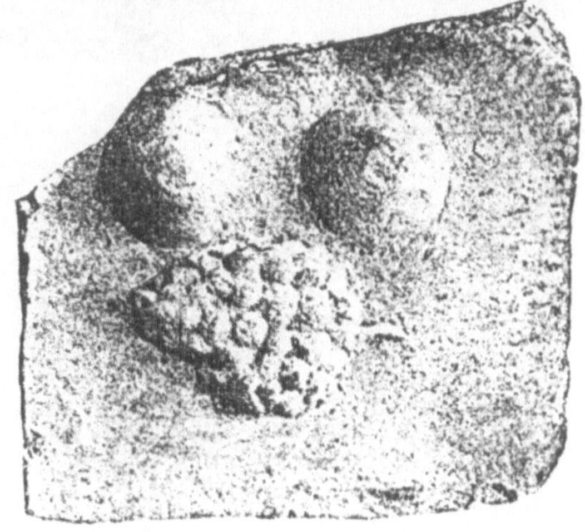

Abb. 2. Kalksteinplatte in der Cesnola Sammlung des Metropolitan Kunstmuseums, New York. Diese Platte wurde im Tempel in Golgol, Zypern gefunden und stammt aus der Hellenistischen Zeit (drittes bis zweites Jahrzehnt v. Chr.). Diese Votivgabe scheint zwei Brüste und eine knotige Tumormasse darzustellen. Sie ist möglicherweise eine der frühesten Darstellungen von „Krebs"
Cesnola Collection, Metropolitan Museum of Art, New York

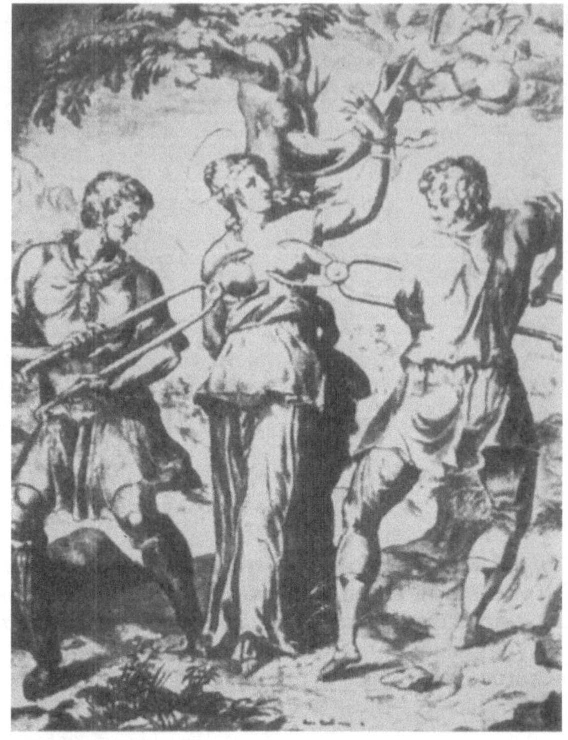

Abb. 3. Das Martyrium der heiligen Agatha. Im Mittelalter riefen die brustkrebskranken Frauen die heilige Agatha an. Der Märtyrerin waren der Legende nach die Brüste abgeschnitten worden, weil sie sich weigerte dem christlichen Glauben abzuschwören

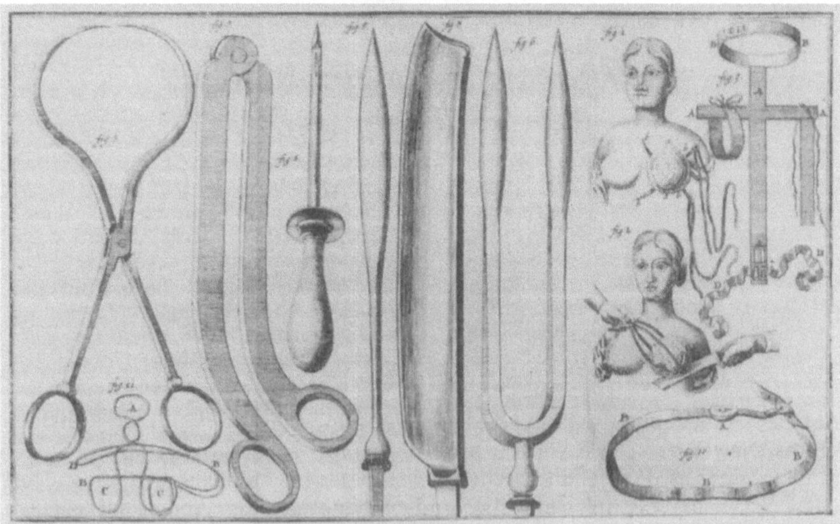

Abb. 4. Instrumente und Operationstechnik zur Amputation der Brustdrüse. Aus: Lorenz Heister, Chirurgie, Nürnberg 1731, Tafel 18

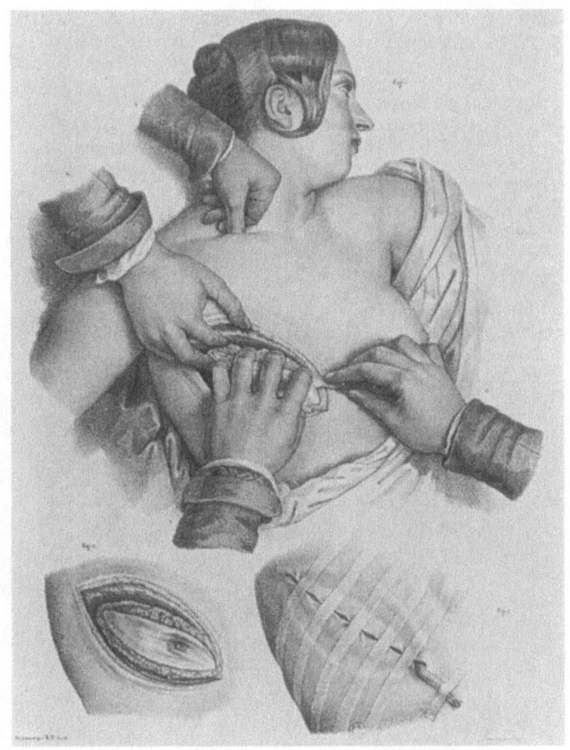

Abb. 5.
Mammaamputation im 19. Jhd. (J. M. Bourgery u. C. Bernard, 1866–1867)

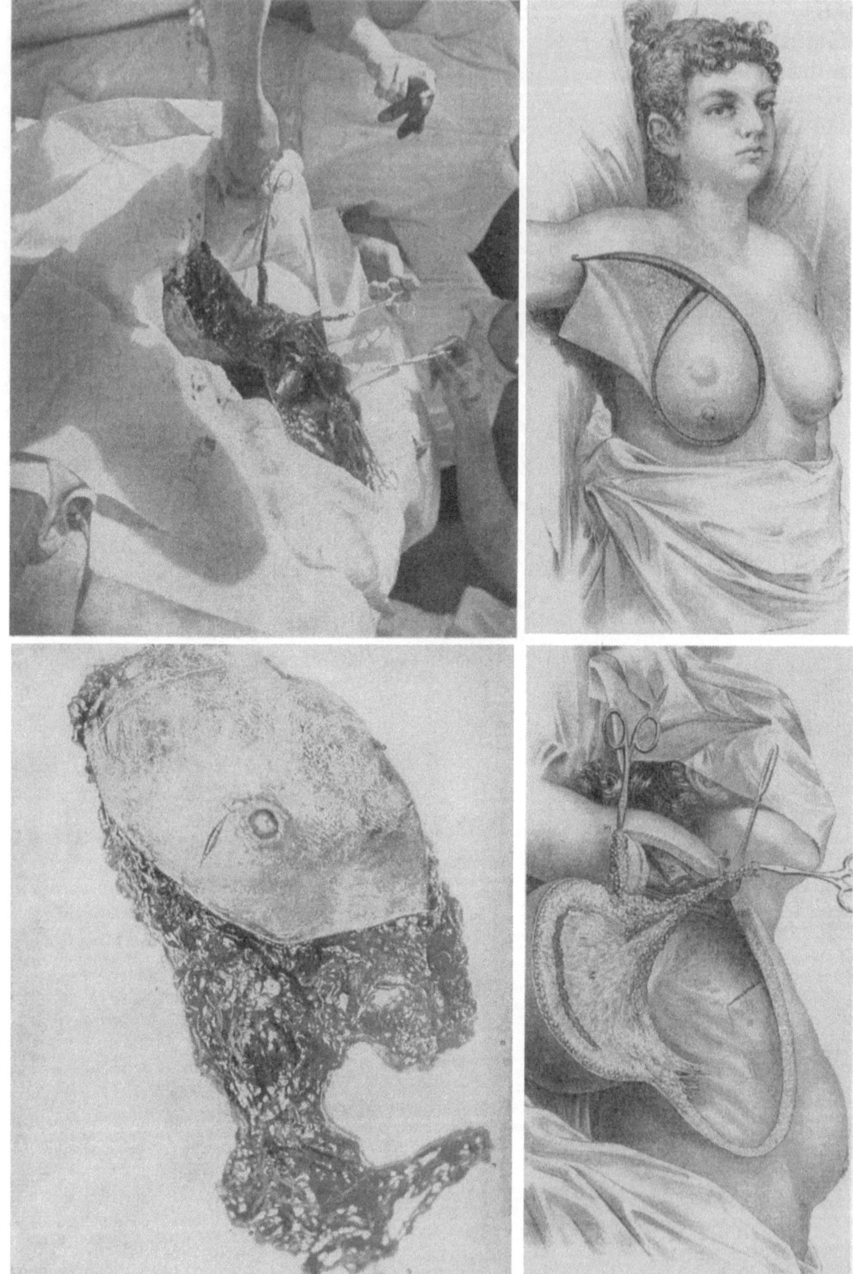

Abb. 6. Die Operation nach Halsted. Aus: Halsted, The results of operations for the cure of cancer of the breast, Annals of Surgery 20 (1894), 497–555

Abb. 7.
Operationsprotokoll Halsted

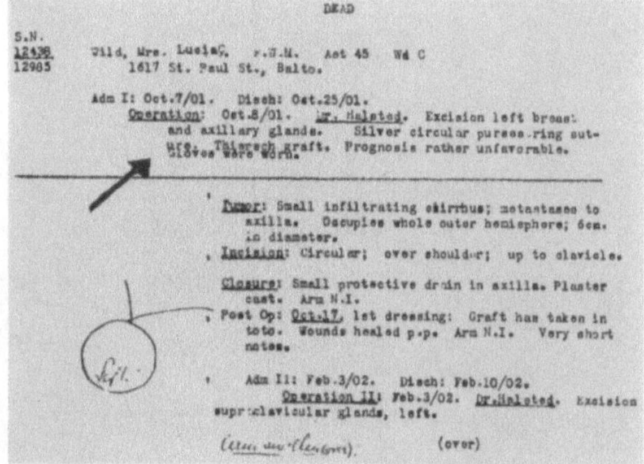

DEAD

S.N.
12438
12985

Wild, Mrs. Lucia C. W.S.M. Aet 45 Wd C
1617 St. Paul St., Balto.

Adm I: Oct.7/01. Disch: Oct.25/01.
Operation: Oct.8/01. Dr. Halsted. Excision left breast and axillary glands. Silver circular purse-ring suture. Thiersch graft. Prognosis rather unfavorable.
Gloves were worn.

Tumor: Small infiltrating schirrhus; metastases to axilla. Occupies whole outer hemisphere; 6cm. in diameter.

Incision: Circular; over shoulder; up to clavicle.

Closure: Small protective drain in axilla. Plaster cast. Arm N.I.

Post Op: Oct.17. 1st dressing: Graft has taken in toto. Wounds healed p.p. Arm N.I. Very short notes.

Adm II: Feb.3/02. Disch: Feb.10/02.
Operation II: Feb.3/02. Dr.Halsted. Excision supraclavicular glands, left.

(over)

Abb. 8.
Vorschlag einer „prophylaktischen Kastration“ als endokrine Maßnahme beim Mammakarzinom

Zentralblatt für Chirurgie
Nr.16/1889, S.55

Schinzinger. Über Carcinoma mammae.

S. hat in den letzten 10 Jahren in seiner chirurgischen Privatklinik 96 Fälle operirt, meist mit Ausräumung der Achselhöhle; zwei der Operirten starben, und zwar an Erysipelas; 23 waren noch menstruirt. Die von anderen Kollegen ebenfalls gemachte Erfahrung, dass die Prognose um so schlimmer sich gestaltet, je jünger die vom Brustkrebs befallenen Individuen sind, legt ihm die Frage nahe, ob es nicht gestattet sei, die Damen rascher alt zu machen dadurch, dass man mit Entfernung der Ovarien die Brustdrüse rascher in Atrophie überführt und dem Krebsknoten die Möglichkeit giebt, sich in dem schrumpfenden Drüsengewebe abzukapseln. Nach Hofmeier entfernt man die Ovarien zu dem Zweck, durch den Fortfall von Ovulation und Menstruation direkte oder indirekte Heilerfolge zu erzielen, wobei es gleichgültig ist, ob die Ovarien gesund sind oder nicht. Laut mündlichen Mittheilungen hatten Hegar und Wiedow in 50 Fällen von Kastration nur einen Todesfall, und zwar in Folge von Ileus. Es ist somit eine nahezu ungefährliche Operation. Ich würde desshalb den Rath ertheilen: so früh wie möglich zu operiren, ferner, eingedenk des Ausspruchs von Helferich: »lieber keine Mamma als eine carcinomatöse« auch suspekte Knoten aus der Brustdrüse zu entfernen, endlich bei noch menstruirten Frauen der Operation des Brustkrebses die Kastration vorausgehen zu lassen, um dadurch die Lokalrecidive zu verhüten, oder doch deren allzu rasches Wachsthum hintanzuhalten.
Orig.-Ref.

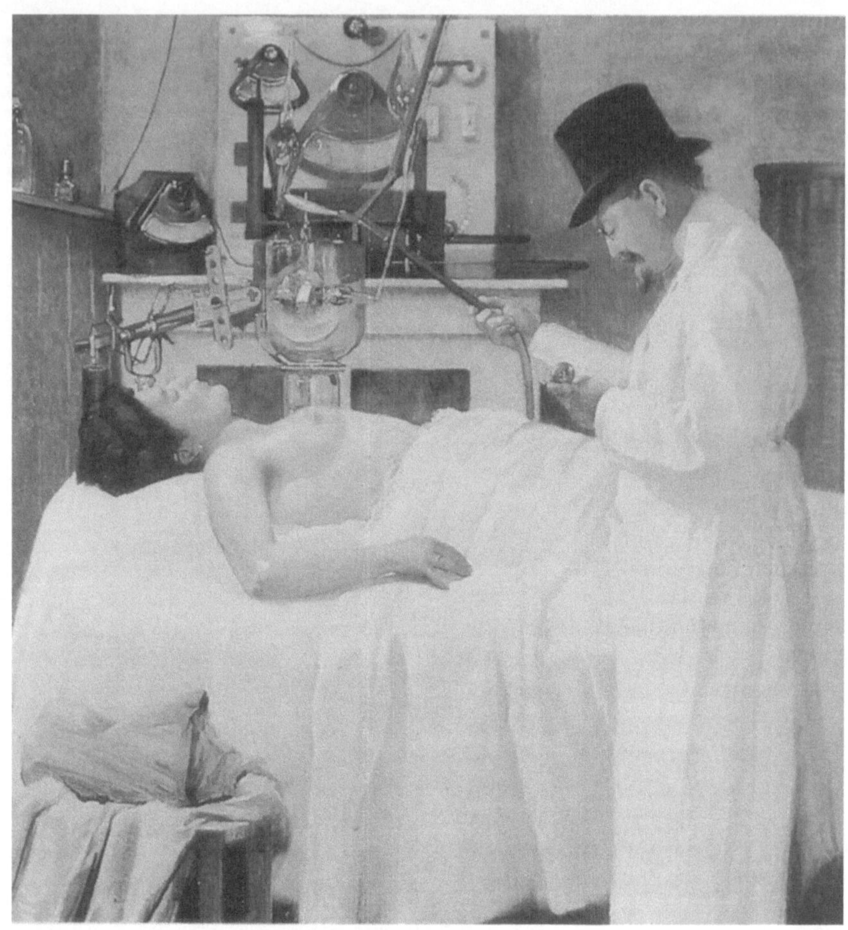

Abb. 9. Röntgentherapie des Mammakarzinoms. Dr. Chicotot's erste Krebsbestrahlung, Selbstportrait in Öl, 1908

ON THE TREATMENT OF INOPERABLE CASES OF CARCINOMA OF THE MAMMA: SUGGESTIONS FOR A NEW METHOD OF TREATMENT, WITH ILLUSTRATIVE CASES.[1]

By GEORGE THOMAS BEATSON, M.D. EDIN.,
SURGEON TO THE GLASGOW CANCER HOSPITAL; ASSISTANT SURGEON, GLASGOW WESTERN INFIRMARY; AND EXAMINER IN SURGERY TO THE UNIVERSITY OF EDINBURGH.

I HAVE no doubt it has fallen to the lot of nearly every medical man to have been consulted from time to time by patients suffering from carcinoma so widely spread or so situated that it has been quite apparent that nothing in the way of operative measures could be recommended. Such cases naturally excite our sympathy, but they also bring home to us the fact that once a case of cancer has passed beyond the reach of the surgeon's knife our curative measures are practically *nil*, and "that whether the case advance with giant strides or with slow and measured steps the result is equally sure and fatal." Of late, owing to my taking up the work of surgeon to the Glasgow Cancer Hospital, I have seen a considerable number of such cases, and an opportunity has been furnished me of working out a line of treatment which I am not aware has been as yet tried by others and which is founded on a view of the etiology and nature of cancer which is entirely opposed to the local parasitic theory of the disease and which seems to me to offer a more reasonable explanation of it. As these inoperable cases of cancer may be arranged into two groups—first, those which have been operated on, but in which, sooner or later, there has been a recurrence, or, as it should perhaps be better expressed, a re-appearance of the disease; and, secondly, those in which no operation has been attempted, but in which, when they first present themselves, the disease has progressed so far that no local removal could

---

[1] A paper read before the Edinburgh Medico-Chirurgical Society on May 20th, 1895. Microscopic sections, kindly prepared by Dr. R. M. Buchanan, were shown of the growths in the cases described in the paper.

be attempted—I shall bring forward three cases, one of which is illustrative of the first group and the other two of the second.

The first case, then, that I wish to bring under notice is that of a woman who consulted me on May 11th, 1895, at the Glasgow Cancer Hospital, bringing me the following letter:—

"Apsley-place, May 6th, 1895.

"DEAR DR. BEATSON,—The bearer is, and has been, suffering, I fear, from a malignant breast. She has been in the Royal Infirmary before she came to me. My own opinion is that nothing can be done for her, but as she is a woman of great courage you might have a look at it for my sake, and perhaps you can order her something in the way of dressing. Even this little will be accepted by her as a great deal.

"With kindest regards, yours very truly,

"JAMES W. WALLACE."

The history she gave me was that she was thirty-three years of age, married, and the mother of two children, the oldest three years of age and the youngest fifteen months. She nursed both her children for from ten to twelve months, chiefly on the left breast, the first child entirely so, as the right breast suppurated for two or three weeks. While nursing her first baby she observed a small, hard lump at the outside of her left breast, and as it was painless and did not increase in size she took no further notice of it. It was only when her second baby was born twenty months later that she became aware it was increasing. She nursed the child on both breasts notwithstanding, and it was not for ten months, by which time the tumour had grown a good deal, that she weaned the child and sought advice at the Glasgow Royal Infirmary. In January of 1895 she was admitted to that institution, and the journal report states that an examination showed the left mammary gland to be a little more swollen than the right one and to present a hard and nodular appearance. In its centre was felt a large mass, measuring 5 in. across and 3½ in. in vertical diameter, while small nodules from this infiltrated the skin around. About 2 in. upwards and to the left of the nipple was seen an ulcer 1 in. in size, two nodules about the size of beans bordering on the extreme left of this ulcer. The patient appeared to be strong, healthy, active, and robust. On Jan. 25th, 1895, she was operated upon. The hospital journal says that the left breast was excised, a large area of skin free of tumour being taken away. The axillary glands were removed, also a considerable part of the pectoral muscle which appeared to be implicated. A plastic incision was made parallel to the trunk to allow of the edges of the wound being approximated. The patient seemed to have made a good recovery and to have left the Infirmary towards the beginning of March with the wound almost healed. About a month after she had gone home—that is, within three months of the operation—she noticed that the wound had opened, that a little discharge was coming away, and that pain of a shooting character had developed. She observed also that some hardness was developing at the side of the scar, and so she returned to the Infirmary for advice. She was there told that she should come into the hospital again. She was readmitted for a few days and then discharged, as it was thought that an operation would be useless. The journal report is as follows: "April 28th, 1895: Dismissed. General involvement of whole scar by large tumours, cancerous in nature, to remove which entirely was thought impossible. Adherent axilla and chest walls. One of the wounds from the recurring secondary tumours has given way and there is now an ulcerated surface." Such, briefly, was the outline of her personal history as detailed to me. On questioning her nothing could be elicited in her family history that showed any hereditary tendency to cancerous disease. On May 11th, at the time she presented herself to me, the local condition for which she sought advice was as follows. On the left side of the thorax there was seen a very extensive cicatrix in the situation of the left mamma, which had apparently been entirely removed. The scar extended from the middle of the axilla to within 1½ in. of the xiphi-sternum. It was irregularly curved in aspect. Above the centre of the scar was a cicatrising area, which had broken out after the operation in January last. This was now granulating and seemed healthy, but immediately below and arching over the centre of the long scar was a mass of recurrent tumour, hard and nodular, with much thinning and discolouration of skin. This mass was curved in shape, about 2½ in. broad at its broadest part, and about 3½ in. in length. There were other nodules in the cicatrix as far back as the axilla. Four inches lower down there was the linear cicatrix of a plastic operation, made apparently to allow of the sliding together of the edges of the operation wound. No enlarged glands could be felt in the axilla or above the clavicle, but there was a distinct tumour of the left lobe of the thyroid gland, with some enlargement of the isthmus. This, however, she said had been present as long as she could remember. The right breast and axilla were free from any disease. The patient's weight was 9st. 9lb.

She looked pale and careworn, and when questioned admitted she felt ill and was quite unable to perform her household duties. From the clinical history she had given me and from the local condition present I had no doubt that the case was one of carcinoma—a diagnosis that was subsequently confirmed by our pathologist, Dr. R. M. Buchanan, who reported as follows on a portion of tissue taken from the ulcerated surface above the line of the cicatrix: "The portion of tissue ...... is typically cancerous. The cellular elements predominate over the stroma very largely."

The question that had to be decided was whether anything further could be done for the case. As regards local removal I was quite at one with the opinion already expressed at the Royal Infirmary that it was unjustifiable, because the prospects of complete eradication of the cancerous material were not good, and previous experience had shown me that in young patients such as the present the attempt is seldom successful and, indeed, sometimes seems to hasten the progress of the disease, which assumes an acute and fulminating form, most disappointing and disastrous. Failing, then, local measures, could the disease be attacked in any other way and by any other channels? To answer this it is necessary that I should put before you views that I have for some time held as to the etiology or cause of cancer generally, but more particularly of that of the female mamma. Before, however, doing so I think it will be advantageous that I should very briefly lay down what I consider is the present state of our knowledge of carcinoma or cancer, so that I may make it quite clear what I mean by that term and that there may be no difference of opinion as to what it is we are discussing. Well, I think I put the case fairly when I say that there are certain points in carcinoma on which we are all agreed and others on which there is great diversity of opinion. I think we are all at one on the following: 1. That carcinoma is a tumour taking origin in epithelium and having an epithelial structure. 2. That the essential feature of the disease is the continuous and excessive growth of this epithelium, which invades the surrounding tissues, spreads along the lymphatic vessels, passes from one set of glands to another, and eventually forms deposits in distant organs and parts of the body. 3. That once this proliferation of epithelium has begun nothing that we know of has the power of arresting it. 4. That if a microscopic section of a carcinoma is made sufficiently thin and stained certain special cells are observed, which cells, although not fulfilling the *rôle* of Lebert's specific cancer-cell, are yet sufficiently characteristic of the disease and are now known as "cancer-bodies." 5. That clinically it is a matter of common observation that the younger the patient the more rapid the cell proliferation and the more quickly fatal the disease; while in many old persons cancer assumes the atrophic or withering form from fatty degeneration and absorption of the epithelial cells, little more being left than a mass of fibrous tissue with here and there a few cells surrounded by granular débris. 6. That cancer kills either by septicæmia from absorption of unhealthy products, or by hæmorrhage, or by interference with the function of some important organ. 7. That in our present state of knowledge of the nature and etiology of cancer the best treatment we can offer our patients is the complete removal of the disease by the surgeon's knife, and that the aseptic surgery of the present day allows this to be done more freely than heretofore, so that very extensive operations are performed nowadays.

There is, however, not the same unanimity of opinion on the two following points in connexion with cancer: (1) as to the purely local origin of the disease; and (2) as to the interpretation to be put upon the structures known as cancer-bodies.

Taking the first point, we find that some hold that the carcinomatous growth has a purely *local* origin—starts, in fact, from an irritation developed locally, and that if that irritation and its effects are freely removed the patient is cured. Others, again, teach that carcinoma, though an affection of the solid tissues, as shown in the local cell proliferation it causes, is really a blood disease and that the tumour is only a local manifestation of a blood affection. Lastly, there is what I may term a third school, who hold that there is a certain state of the system or of the tissues in which a local injury, such as a blow, will start a carcinoma of the part, and without this local irritation a cancer will not develop. Coming next to the interpretation to be put upon the cancer-bodies, a large number of observers, and amongst them men of the highest standing, look upon them as intra-cellular organisms of the nature of coccidia, or psorosperms, as French writers call them, and they regard them as the cause of the cell activity and proliferation characteristic of cancer. One distinguished member of the Edinburgh Medico-Chirurgical Society, Dr. Russell, has brought out the fact that these cancer-bodies can be particularly well displayed by fuchsin staining, but, if I remember correctly, he looks on them as closely related to the yeasts. Others, however, are not satisfied as to the parasitic nature of these cancer-bodies. They explain them as arising from the embedding of leucocytes within certain of the cells, or, as Klebs puts it, from the fructifying influence of the leucocytes upon them; while others, again, think that they are simply epithelial cells undergoing vacuolation in the course of what is evidently a mucoid degeneration. I confess that of late this latter has been my own feeling.

I must now be allowed briefly to mention what has led me to modify still further my views about these cancer-bodies, and also to lean to an explanation of the exciting cause of cancer that is quite opposed to the parasitic theory of the disease. I shall do so as shortly as I can. It is just twenty years ago that I was asked to take medical charge of a man whose mind was affected, and I went to reside with him at one of his estates in the west of Scotland. My duties were at times exciting, but never onerous, and I had a good deal of leisure to myself. I thought it would be a good opportunity of writing my M.D. thesis, and after consideration I decided I would take up the subject of lactation. What suggested it to me was the weaning of the lambs on a large adjoining sheep farm soon after I went down to my patient. Accordingly I commenced to work at it, getting all the practical information I could about it from the farmers and shepherds round. At that time, however (1876), cerebral localisation was being much talked about, and I took up the disease study in sheep instead, as there were a good many cases of it just then. I yet, however, elicited the following points in connexion with lactation that struck me as of great interest. 1. I found that the secretion of milk, though undoubtedly affected by the general nervous system, had no special nerve-supply of its own to control it. Neither section of the sympathetic nor of the spinal nerves seems to influence it. The erectility of the nipple is affected by cutting the latter, but nothing more. 2. It was clear to me that the changes that take place in the mammary gland in the process of lactation are almost identical, up to a certain point, with what takes place in a cancerous mamma. We have, under both these conditions, the same proliferation of generations of epithelial cells which block the ducts and fill the acini of the gland; but in the case of lactation they rapidly vacuolate, undergo fatty degeneration, and form milk, while in the carcinoma they stop short of that process, and, to make room for themselves, they penetrate the walls of the ducts and the acini and invade the surrounding tissues. In short, lactation is at one point perilously near becoming a cancerous process if it is at all arrested. 3. I learnt this very remarkable fact, that it is the custom in certain countries to remove the ovaries of the cow after calving if it is wished to keep up the supply of milk, and that if this is done the cow will go on giving milk indefinitely. This fact seemed to me of great interest, for it pointed to one organ holding the control over the secretion of another and separate organ, and thus explained the absence of that distinct nervous control that I pointed out as characteristic of the mamma. Of course, the close intimacy between the ovary and the mamma is well known to all of us, as seen in the absence, as a rule, of the menstrual function during lactation, but I certainly was not aware until then that it was of the nature that it would seem to be and almost of a distinct control. In our country farmers have not gone the length of spaying cows as in Australia, but they attain the same end of having a continous supply of milk by getting rid of all ovarian influence in another way. We know that during pregnancy the ovary is, as a rule, functionless—that is to say, we have not the indications of its activity in the shape of the menses, and it would seem to be in its turn brought under the control of the pregnant uterus. Farmers knew that their cows after calving usually begin to menstruate every three weeks and that with the establishment of this function the mammary secration gradually lessened. They also knew that during the nine months the cow carried her calf she did not menstruate, so to prevent menstruation and lessened milk they put the bull to the cow usually two or three months after the calf is born and when the milk secretion is becoming lessened, the result being that with pregnancy the secretion ceases to lessen and remains copious. I need hardly say that though I temporarily abandoned the subject of lactation for my thesis I did not lose sight of the facts above mentioned, for they seemed to me to point to influences at work in the human system that had not as yet been generally reckoned with or recognised. Above all, I was struck with the local proliferation of epithelium seen in lactation. Here was the very thing characteristic of carcinoma of the breast, and, indeed, of the cancerous process everywhere, but differing from it in that it was held in control by another organ, and could either be arrested by that organ altogether or continued to a further stage, where the cells became fatty and passed out of the system not only in an innocuous but nourishing fluid—milk.

Now I think I am correct in saying that the spirit of modern pathology is this—that all pathological changes are merely modified physiological ones, that there is no essential difference between the two, and that a knowledge of the forces controlling the one may sometimes give us a clue to the other. I often asked myself, is cancer of the mamma due to some ovarian irritation, as from some defective steps in the cycle of ovarian changes; and, if so, would the cell proliferation be brought to a standstill, or would the cells go on to the fatty degeneration seen in lactation were the ovaries to be removed? For an answer to these questions I felt I must wait; but on settling in practice in Glasgow in 1878 I determined to look further into this point of the control the ovaries seemed to have over the function of lactation. Accordingly I obtained at the end of 1878 a licence for performing the experiment of removing the ovaries from suckling rabbits. Through the kindness of Professor M'Kendrick I was able to carry my experiments out at the University laboratory. Space will not allow me to go into them in detail, but I may say that the three cases I tried all confirmed the fact. As long as the young ones were at the breast the milk-supply continued, and when eventually they were taken away the milk-supply ceased; but the creatures increased very much in size, and post-mortem examination revealed that this was due to large deposits of fat around the various organs, and, above all, in the lumbar region, where there were masses of pure adipose tissue, showing that the secretion of milk was still going on, but, not being discharged by the usual channels, was deposited in the various tissues of the body as fat.

In the year 1882 a case of uterine cancer, unsuitable for local removal, came under my care, and I thought I would try on it the effect of removal of the tubes and ovaries, as the patient was willing to submit to any operation. I found, however, on performing abdominal section that the disease had extended so much into the broad ligaments that a satisfactory removal of the appendages could not be accomplished and I abandoned the operation. She made a good recovery from the laparotomy, but died some months later from her disease. With this single attempt to put my views to the test I was for a time content, as I was very unwilling to do anything of the nature of experiments on my fellow creatures. Further, with the rise and progress of bacteriology I began to share in the hope that in this quarter a solution of the true nature of cancer would be found, and, with the announcement of the so-called cancer bodies, now generally recognised, I began to think less and less of my ovarian theory of the origin of cancer.

On taking up my work at the Glasgow Cancer Hospital, which I may say has been established not only for the treatment of cancer in all its stages but also for the pathological study of the disease, I felt that the position of matters was that our present state of knowledge has nothing better to offer than the surgeon's knife for the cases where the tumour was limited and could be thoroughly removed; but that in inoperable cases, if the so-called cancer-bodies were not parasites at all but merely cells undergoing mucoid degeneration, it was possible a free administration of thyroid extract might influence the growth and work through time a cure. Failing this, I thought I might follow up my old line of reasoning, and in cases of advanced carcinoma of the breast in young patients see what effects the removal of the tubes and ovaries would have on the progress of the cancerous growth in the way of arresting the cell proliferation and converting the cells into fatty matter. Although the breast had been removed, this was the line of procedure I decided to adopt with the case under notice, and accordingly on May 11th she was put upon the thyroid tabloids. They were pushed until their physiological action was made apparent; but as no appreciable change was seen in the diseased condition at the end of a month I put it to her husband and herself as to whether she should have performed the operation of removal of the tubes and ovaries. Its nature was fully explained to them both, and also that it was a purely experimental one, but that it could be done without risk to life; and that, if it should have no effect on the cancerous process, it would cause her no increase of suffering. She readily consented that I should do anything that held out any prospect of cure, as she knew and felt her case was hopeless. On June 15th I operated and removed the tubes and ovaries on both sides. The right ovary seemed healthy; the left one was somewhat cystic. Subsequently there was some little trouble with the action of her bowels; but she made a good recovery and on June 28th was sitting up. No local application was made to the diseased areas on the thorax. They were simply kept clean with boric lotion and dressed with protective and boric lint. On July 12th the administration of the thyroid tabloids, three daily, was resumed, as I felt that though I hoped by my oöphorectomy to arrest the cell proliferation and favour, perhaps, fatty degeneration of the cells, there was present such a large amount of cancerous material that a powerful lymphatic stimulant such as thyroid extract might be useful. On July 19th, about five weeks after operation, an examination of the diseased areas on the left side of the thorax showed, as the hospital report states, undoubtedly a marked change compared with their condition some weeks ago. The larger mass of disease was much less vascular. It was also smaller, flatter, and altogether less prominent, and the same may be said of all the other secondary foci of disease. The tissues around were also softer and more pliable. On Aug. 1st it was noted that the local improvement continued and that the measurements of the largest area of disease were—length, 2¾ in.; breadth, 1½ in.; while the depth was hardly appreciable. The colour was a dull yellowish-white and the vascularity slight. There were five small nodules in the axillary region, which were also diminishing in size and vascularity, though perhaps not so much as the larger growth. The patient's general health and nourishment were satisfactory; and as she was an intelligent and reliable woman, and interested in her own case, I allowed her to go to Bridge of Allan for a change, and asked her to report herself from time to time. This she did, and without going into a detailed account of her condition on each visit that she made I may say that the local improvement continued, and my note on Oct. 12th, just four months after the operation of oöphorectomy, was as follows: "On examination of the left breast the condition of the tissues is favourable. The most remarkable feature of the case is the yellow fatty look that the former thick bar of cancerous tissue above the scar of the incision for removal of the breast presents. It is to my mind the most striking feature of the case. The cancerous tissue has been reduced to a very thin layer and is in no way raised above the surrounding skin. In fact, the whole surface is smooth and level, and to the naked eye it seems as if the skin at this part had a yellow look. So distinct is this that one could easily trace out the outline of this yellow-coloured tissue. At places the surrounding skin seems pushing its way into the yellow mass and the processes of bluish cicatricial tissue are to be noted. The yellowish nodules at the axillary end of the incision are still apparent from their colour, but they seem thinning out.

The whole of the tissues on the chest wall are more movable and the surrounding skin has a clear and healthy look. The scar of the former ulcer above the mammary excision cicatrix is sound and no new nodules are at present observable. The patient expresses herself as feeling very well and looks so. She is taking four 5-gr. tabloids of thyroid extract daily." I need not trouble with any further detailed account of this patient than to say that eight months after my operation all vestiges of her previous cancerous disease had disappeared, and that I am able to show her with a sound cicatrix and healthy thoracic tissues, and that she is apparently in excellent health.

(To be concluded.)

Abb. 10. Original-Publikation Beatson, The Lancet, 11. Juli 1896

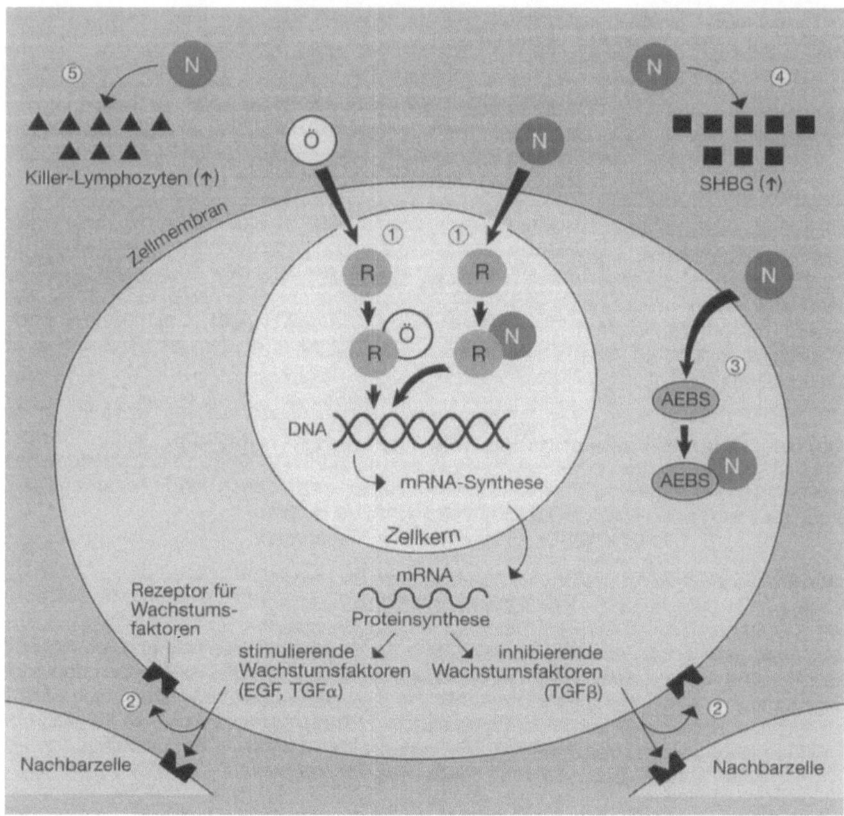

Abb. 11. Wirkmechanismus von Nolvadex (Modell)

① Bindung von Nolvadex (N) bzw. Östradiol (Ö) an den Rezeptor (R).
② Wachstumsfaktoren werden an spezifische Rezeptoren (■) gebunden und stimulieren oder hemmen die Zellteilung autokrin oder parakrin.
③ Bindung von Nolvadex an spezifische, vom Östrogenrezeptor unterschiedliche Bindungsstellen (AEBS).
④ Erhöhung von SHBG (sexualhormonbindendes Globulin) (■) führt zur Abnahme der freien Östradiolmenge.
⑤ Anstieg der Killer-Lymphozyten-Aktivität (▲).

Systemische Therapie
lokale Therapie
ANTIKE
MITTELALTER
1900
1920
1940
1960
1980
1990
1995
Krebsrezepturen
Sculletus
Strahlentherapie
Beginn der modernen systemischen Therapie
Ovarektomie Beatson 1895
Kombination mit operativer Therapie
Bestrahlung der Brust
Radikale Mastektomie 1894 Halsted
Die Geschichte der Chemotherapie beginnt
Ovar-Bestrahlung (Kastration)
Tumorextirpation mit Röntgen-Bestrahlung
Stickstoff LOST
Monotherapie Alkylantien
Androgene
Modifizierte Mastektomie mit Nachbestrahlung
Modifizierte radikale Mastektomie n. Patey
Synthetische Östrogene
Hypophysenbestrahlung
Polychemotherapie Cooper 1969 [CMFVP] Palliativ
Hypophys-Adrenalektomie
Gestagene (Progesteron)
Low Dose Boost-Technik mit Afterloading
Quadrantektomie Veronesi 1977
Adjuvante Chemotherapie Bonnadonna (CMF)
Aromatasehemmer
Antiöstrogene NOLVADEX®
Brusterhaltende Therapie mit Nachbestrahlung
1990 Anthracyclinhaltige Chemotherapie (4AC entspricht 6 x CMF)
LHRH - Analoga ZOLADEX®
High Dose Rate Afterloading Brachytherapie
Consensus-Konferenz 1989 Die "Brusterhaltende Therapie" wird als Standard anerkannt
Consensus-Konferenz 1995 Genereller Einsatz einer Hormon- und/oder Chemotherapie empfohlen
NEU
Primäre Chemotherapie (neoadjuvant)
NEU
- hochselektiver Aromatasehemmer Arimidex®
- Antigestagene
- "reine" Antiöstrogene (ICI 182.780)

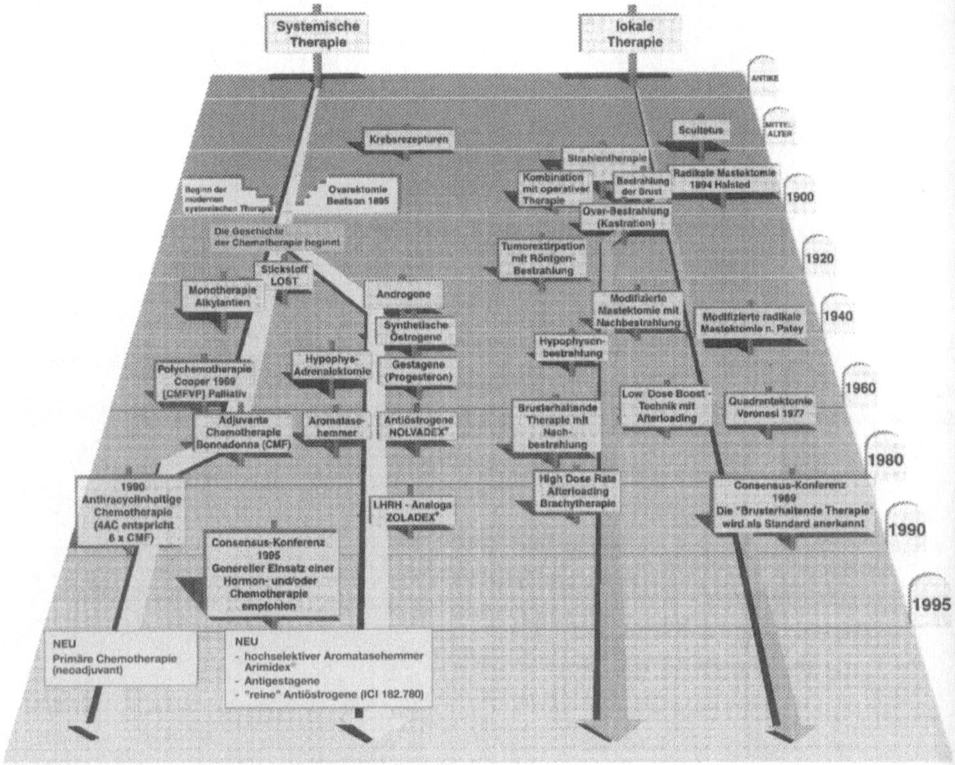

Abb. 12. Die Entwicklung im Überblick

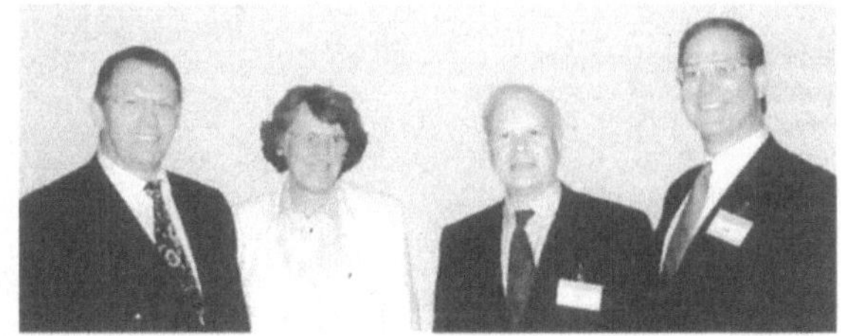

Abb. 13. Referenten des Symposiums „100 Jahre Endokrine Therapie des Mammakarzinoms", Heidelberg, 1995 von links nach rechts: Prof. Dr. Manfred Kaufmann, Frankfurt; Dr. Helen Stewart, Edinburgh, UK; Prof. Dr. Michael Baum, London, UK; Prof. Dr. Craig Jordan, Chicago, USA